U0044768

醫學人文叢書系列 08

敘事醫學閱讀反思與寫作

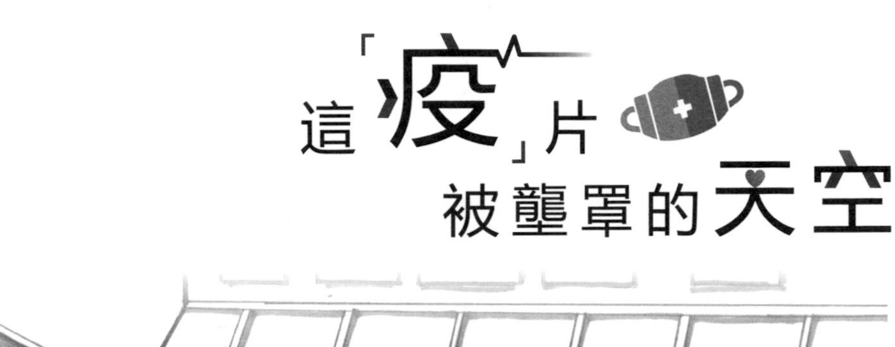

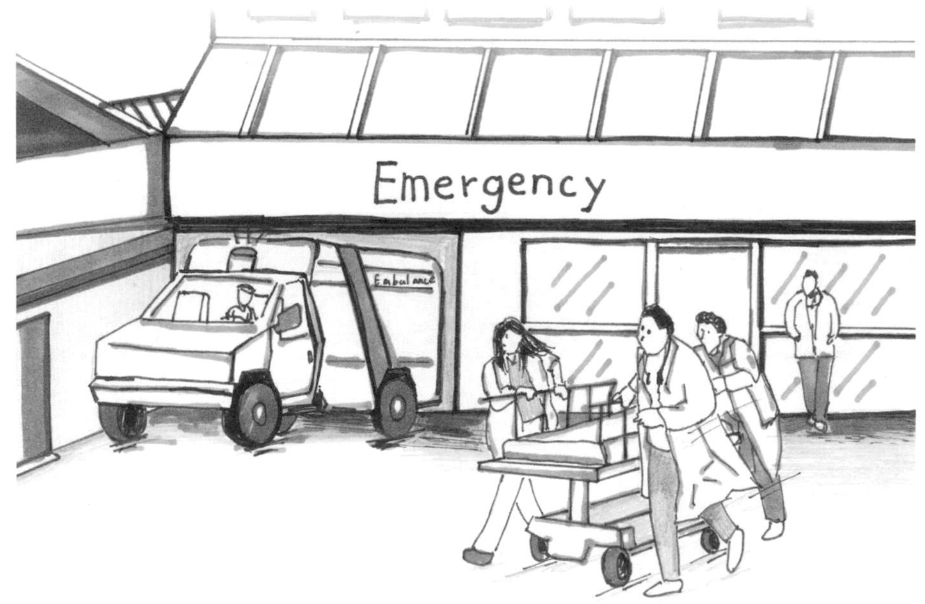

王雅慧 編著

敘事醫學反思寫作

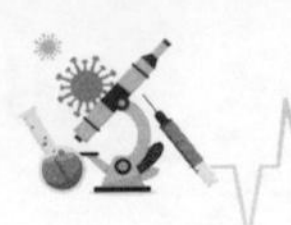

敘事醫學閱讀反思

醫學人文典範反思

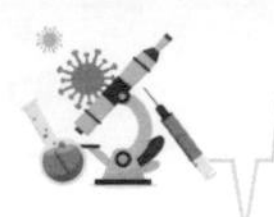

敘事醫學人文電影反思

附錄

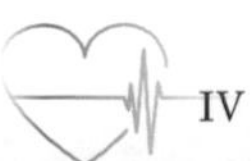

編者序

近年來由於專注醫學人文之研究，開始關注病毒災難片與喪屍(zombie)電影，舉凡《流感》、《危機總動員》、《全境擴散》以及位居台灣票房活屍片冠軍的韓國《屍速列車》皆列入醫學人文課程文本探討。希冀藉由應用病毒災難暨喪屍電影之文本片段深入剖析現代多元化之醫學道德理論與人文關懷，同時藉由功利論、德行論與道德論等倫理流派，探討其間拉鋸之兩難與人性掙扎以引領學生反思能力之培養。

而這部部經典病毒災難與喪屍電影更是讓人聞之喪膽，淒厲哀號卻也意猶未盡。然，這部部意猶未盡的科幻病毒與喪屍災難場景從螢幕攀爬出來，卻不爭地成了真真切切的寫實災難情景——不，應說是「現實」或「超現實」災難情景更為貼切些。當「新型冠狀病毒」於全球肆虐，人們在這進退兩難的困境中陷於貪婪/知足、自私/利他、虛偽/真誠等人性之多方拉扯，在落入面臨未知之恐懼與不安危谷中，社會秩序之脫鉤與分裂更是處於隨時瓦解之緊繃氣氛狀態。

同時，疫情不斷升溫與對相關資訊之缺乏與困惑更引起人民莫名之不安與焦慮，進而造成群體人民身心失調與「恐慌性購物」：搶口罩、搶酒精、搶乾洗手、搶泡麵、搶衛生紙等衝動購物行為。而此番之「集體歇斯底里」也著實渲染了我，讓我也小小軋了一小角。在政府宣布全國進入三級警戒狀態時，個人更是奉行「非必要不外出」之防疫準則——在家做起研究與廚娘來了。在居家辦公的日子裡，更著實成了 4C 一族：Costco, Carrefour, Computer, and Children。

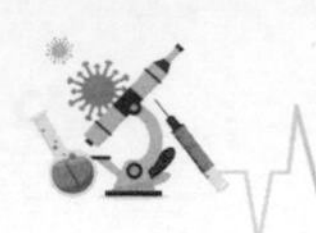

感謝政府給予如此安全之環境讓我們能在此災難創傷中迅速適應逆境；感謝辛苦的外送人員冒著染疫之風險為我們送來食糧；感謝第一線的防疫醫護人員穿著密不透風的兔子裝為我們的防疫層層把關。當然，為母的我也是得感謝我的孩子們能在此缺水、缺電又病毒肆虐之危難當中，仍能堅守孩子的崗位，長期忍耐並持續讚揚我那煮得不怎麼可口又三不五時會出包的的餐食。

才知，原來——愛在病毒蔓延時。

敘事醫學反思寫作

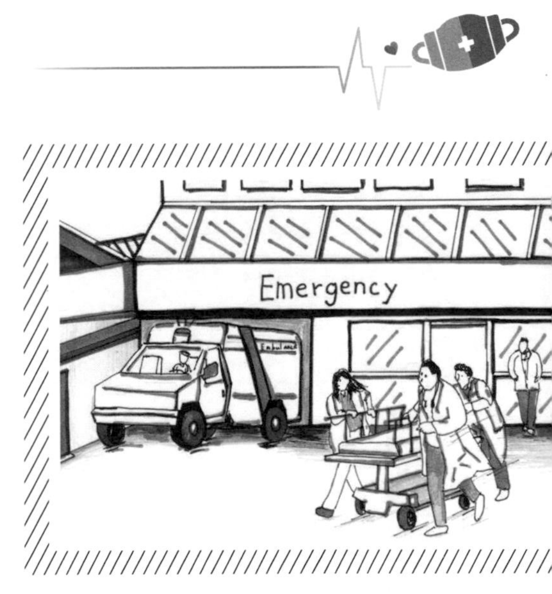

這「疫」片被壟罩的天空

余宛綾

從來不曾想像過，電影中的情節會真實地在我的日常生活中上演，且結局未定。

國高中的歷史課本上，在提到世界歷史的部份總是會有一定的篇幅來介紹幾次在人類史上造成大流行的傳染病：黑死病、天花、霍亂等。任意一場都輕易地奪走了上千萬人的性命。課本中的文字描述著當時人們面對未知疾病的恐慌，一旁放上當時藝術家所繪製的圖片來補充：死神手中拿著巨大的鐮刀準備收割那些躺在病床上受盡疾病折磨的病人；圖中展現出當時社會面對疾病的無可奈何，等待他們的終將是死亡。

歷史是要來提醒世人，不要重蹈前人的錯誤，我們有做到嗎？

把視野拉回我們生活的這片土地：台灣。台灣也曾出現過一次嚴重的傳染疾病，2003 年的 SARS 導致和平醫院發生大型院內感染，政府下令火速封閉整個醫院，醫護人員、病患與家屬們都被強制隔離在醫院裡面，死亡的腳步聲惡劣地在身邊響起，恐懼如影隨行：窗戶上的求救訊息、隔著封鎖線的抗議──「混亂」是唯一能形容的詞彙。對於當時才兩歲的我而言，那次的 SARS 事件並沒有留下什麼深刻的記憶，這一切也都是從長輩的口中、新聞媒體的資料裡得到的內容片段罷了。而，去年年底我還在為期末的各種報告、考試中埋頭努力，一點都沒有察覺到病毒危機已經在深淵之中蠢蠢欲動⋯⋯。

「新型冠狀病毒」在 2019 年 12 月開始在中國武漢爆發，而後

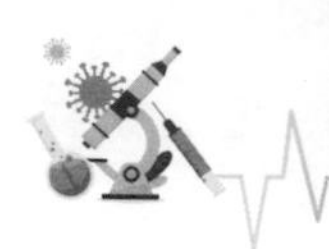

逐漸蔓延向中國其他城市擴散，疫情開始出現無法掌控的情況：疫區封鎖隔離、醫院資源嚴重不足，為應付人數眾多的病患緊急建立的方艙醫院一間一間地蓋，整個中國社會陷入了恐慌之中。而由於現代交通的便利，疫情迅速蔓延——很快地蔓延至鄰近國家韓國、日本甚至遠至歐美，全世界無一倖免，疫情已然變成了「全球大流行」。

我很慶幸我身處在台灣，雖然我們與中國交通往來密切，但在有了 SARS 的慘痛經驗後，政府很快地就有了相關的配套措施。中央流行疫情指揮中心的建立、邊境嚴管、口罩管制、延後開學等防疫措施，讓台灣跟其他國家的疫情相比已經算是防疫上的小尖兵了。

在延後開學後回到校園，由於疫情尚未穩定所以學校出現了相關規定：每天要定時回報體溫；出現身體不適得請假看診；以及為了預防人群聚集，學校的演講及大型活動都得停辦；超過 100 人的課程採線上遠距教學——這些配套措施好像是打仗時所用的計謀，卻準備要拿來對抗一個頑強的敵人；而這個敵人非常的奸詐，隨時都有可能給予我們沉痛的一擊，需要時時進行防備。

在整個疫情期間我們可以看到在不同的文化背景之下，不同國家的人們對於「新型冠狀病毒」所抱持的看法以及其後續產生的影響。在疫情才剛開始爆發的時候，台灣已經隱隱出現購買口罩及酒精等消毒用品的人潮。當時家人在看到新聞報導後，也開始去購買相關物資，而且還不一定能買的到。台灣人的預防心理導致一開始出現防疫物資斷貨的情形，因此後來政府迅速制定口罩購買及暫停出口的政策，以此來安定民心，確保每位國人都有足夠的口罩。反觀歐美國家，一開始民眾普遍都認為「新型冠狀病毒」只是個像一

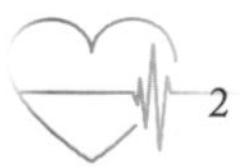

般流感、感冒的病毒而已，不用太緊張；而且他們認為口罩是生病的人才要戴的，因此會敵視戴口罩出門的人，責備他們為什麼生病了還要出門傳染給別人。我們視為防護的措施對他們而言是病毒的象徵。

而當他們意識到問題嚴重性的時候，疫情已經嚴重發展到病毒擴散至一發不可收拾的地步了。單日確診人數不斷攀升進而導致醫療資源、人力出現不足以應付當時的醫療需求；一瞬間疫情變得無法掌控。病毒猖狂地告訴世人輕視「它」的後果，給予了人們最嚴厲的懲罰。

這場戰疫中我們要感謝那些在第一線的人員們：機場裡接觸返國民眾的、後續進行居家檢疫調查的、疫情資訊宣導等許多的工作人員——他們堅守在不同的崗位，為了同一個目標一起努力，希望將疫情危害降到最小。還有在每一個國家盡力醫治病患的醫護人員，為了照顧病患長期待在醫院裡，沒有辦法陪伴自己的親人，以及因為長時間穿戴隔離裝備而在臉上壓出的印痕，在我看來這些印痕都是他們辛勤努力的勳章，令人動容。

因疫情變得混亂的一年即將進入尾聲，我們失去了很多，但同時也學習到很多，為了不要白費那些失去的人事物，我們要記取教訓，切勿重蹈覆轍。經過不斷的努力，目前世界各國所研發的各種疫苗紛紛邁入最後的試驗階段有望在明年問世。所以在那個時刻到來之前我們更不能對眼前的敵人掉以輕心，守住最後的防線，一起等待迎接美好藍天的到來。

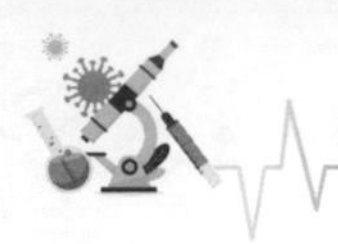

道德綁架

莊詠筑

道德是個好東西，但它進化的速度實在太慢了，遵守道德人人可做，但它解決不了所有的社會問題。

羅振宇

道德的確是會讓人更加遵守不會過度的僵化思維，我認為道德綁架的厲害之處，在於它用正義、道德、集體的力量「壓制」個體，它的出發點無論對錯，代表的都是正義的大多數。所以，一般個體在正面反駁時比較困難，只能默認、忍氣吞聲，進而失去辯解的機會和期望。

早就在去年 12 月的時候就有些許的疫情發現，不過大家都還是以為這或許只是不傳人的疫情，或者是當地的傳染病，更沒想到這竟然是當年 SARS 的復刻版。然而，之後就開始陸陸續續在一些歐美國家爆發出「新冠狀病毒」的症狀；在多數的國家還不承認這個事實之前，還在認為這只是個流感，不會太過於嚴重，而我國卻早已做好所有的相關部署。從最初禁止口罩販賣到國外，還有禁止國人寄給國外的親友太多的口罩，雖然這些政策的執行影響到了廠商的商業盈利，抑或是旅居國外的國民之基本權利，也因此引來了民眾不少的抱怨。儘管到後來的一周限制口罩數量從寬發放，原本一個禮拜的 3 片到 5 片左右，依舊還是逃不離眾人的說嘴。再者，之前開始禁止外國人到臺灣轉機還有待在武漢的國人必需搭乘專機才能回到臺灣，這都是臺灣超前部署的措施，就算遭到部分眾人的謾罵，但政府對防疫政策的堅持反而讓臺灣從危機變成轉機。

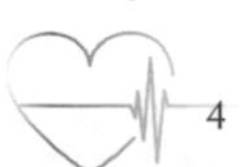

然而，有多少人曾經想過，這些專業的防疫人員，還有那些從疫情擴散就開始製作口罩的廠商，從過年就開始加班到現在，用他們能陪伴家人的時間來換取我們的安心，讓我們能開心過年並且還能正常上班上課，不用像國外一樣因為限制出門，又或者因沒戴口罩而用擔憂的心情走在街上，究竟在何時何地被傳染到都不得而知。如果沒有這些人的付出還有國家的先進政策，怎麼會有今天的防疫成果？現今全球已經數百萬的確診數，每天更是以破萬的案例在直衝，然而，身在臺灣的我們僅僅只有數百位確診案例。雖然，一開始每天以幾十位的確診數在爆發疫情，但是在臺灣人的共同努力下讓現在的疫情已經逐漸趨緩，現在更是超過一個月沒有出現本土案例了。或許這些防疫人員不能說是最優秀的、政策的決議也不可能讓所有人都認可，在許多細節上仍可有進步的空間。但是，人非聖賢，孰能無過，誰能保證自己一生中沒有犯下任何一個錯誤，但他們用專業的技術去治療每個病人，並且盡力地去讓每個病人脫離風險。這些政策人員用盡心思思考到底應該要怎麼做才可以抵擋疫情的擴散，還必需思考怎樣的作為才是最適合的——現在還有誰可以去質疑他們的專業？質疑他們的努力？就算在防疫期間，確實有一段極為嚴重的時期，不僅僅是國外案例數的暴增，就連我們台灣本土案例也從兩位數在一個假日過後，開始每天二十幾位的確診，直接飆上數百位案例，但這些疫情的擴散都不是我們所樂見的。緊接著開始出現禁止醫護出國，又衍生出某教授身為醫生和坐鎮防疫中心的人員，他的兒子卻仍按照原定計畫照常出國的事件，引來謾罵聲不斷。但是，事情難道真的有像表面一樣那麼簡單嗎？

首先，每個人在一生中擔任不少角色，某些角色或多或少都會有所衝突，倘若我們暫且放下他們做為醫生的角色，他們不就只是

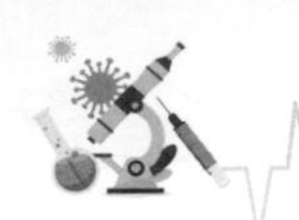

父子而已嗎？最初在吵說為什麼某醫師作為防疫人員，為何沒有好好管教兒子，仍然放任他出國——但如果仔細想想，一個三十多歲的大人做任何事都會先詢問過父母嗎？對父母說的話也會百分之百順從嗎？我想，答案很顯然是否定的。有些人可能僅僅只是做到告知一聲而已，又或者甚至是連說都沒有說，從出國到回國可能家裡人都不清楚，我們又怎麼可以因為一個早已成年的兒子，去否定某醫師這段時間的努力！更不用說，每一個人從小到大跟父母頂嘴、吵架的次數應該至少數十次吧！我們自己都沒有辦法做到對父母的要求百依百順，又怎麼可以去苛求他們呢？

此外，縱使是未成年的孩子犯法，他和父母畢竟是各自獨立的個體，沒有人必需要因為他人的行為而受到牽連。因此我們更不該把某醫師兒子所犯的錯，直接把他的家人釘上十字架，用這個人的身分怎樣而他的親人就應該也要怎樣的標準而去苛責他們。像我們這些一旦進入大學，緊接著很快就要邁入社會，根本早已經不再聽從父母的控管了——身為大一新鮮人的我真的感同身受。幾乎每個人在大學的時候，都想要選擇過著無拘無束的生活，連以前家裡明文禁止的夜衝、夜唱等各種活動樣樣來。住宿的或許多少會有門禁的限制，可能不會到太過於囂張，但那些自己在外租屋的，就不用說是過得多麼的自由了。因此，在謾罵某醫師為何沒有管教好兒子之前，不妨先仔細想想自己，到底有沒有對父母的每個建議和要求都做到遵從吧！

再者，二月二十三日發布禁止醫護人員出國的訊息，赴一、二級國家需報醫院核備、核准；赴第三級國家則是需報衛福部核准。但在那時候美國連一級都沒有，根本就沒有這樣的程序，從法律層面上來說並沒有違反規定。或許會有人想，醫護人員就是要有一種

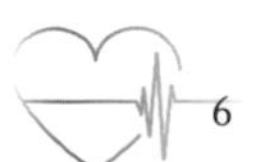

犧牲奉獻自我的精神，不論是否侵犯到人民的基本權利，都應當在這個時刻取消所有假期。但我卻覺得不應該這樣，可能是因為我將來也會成為這一群被社會道德綁架的一份子，所以會站在醫護人員的角度去設身處地的換位思考。我想，憑什麼衛福部只禁止醫護人員出國？在頒布這條訊息的時候，有人曾想過，倘若按照恣意平等原則，直接把全國人民一起禁止出國不是更能減輕大家的壓力嗎？若說違法的話，那多數醫院無視之前所說的規定，而是直接開始禁止醫護人員出國的核定，不論是明文上禁止還是暗地裡的阻擋，這些又是否有違法呢？還是只是一種「針對」？那麼，這何來的實質平等呢？

更不用說，在這件事情爆發之後，明明有更離譜的事件：像是里長在疫情期間仍要揪團出國，或是「土耳其團」的超高確診率，這些更離譜的事件不都發生在嚴峻的疫情時期嗎？受到大眾的輿論是一定的，但卻沒有像這起事件如此般地被苛責——明明同為父母生養，為什麼在選擇這個行業的同時，我們就必需要把自己給賠進去了呢？

除此之外，醫護人員的休假根本不可能像一般人可以自由選擇、輕鬆排休。一個可能早於半年前甚至是一年前排好的假期，好不容易可以出去放飛自我，卻因為這個疫情，醫護人員又要蒙受多少的損失——而這些有人想過補償嗎？有人會在乎嗎？我想大部分是沒有的，多少人只管自己的生死，從沒有設想過這些醫護人員倘若是自己的兒女又該如何？願意同樣比照辦理的父母多嗎？而那些會自己阻擋兒女進家門的例外，就不細談了。因此，我們只禁止「醫護人員出國」到底寒了多少人的心？

最後，雖然前面思考過父母和子女之間順從的事情，但如果仔

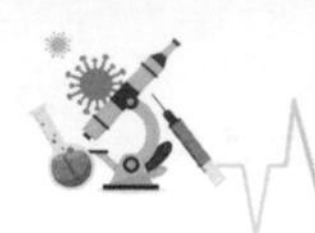

細思考：一個已經都可以在外獨立生活，更何況已經是 30 歲的成年人，早就應該要有能力得以面對處理許多事情。倘若在面對任何事情都只會詢問父母的意見，無法做出對自己負責任的決定，這不僅僅只是學不會自我獨立，更是代表著一遇到事情只會把事情推給別人，學不會自己承擔應當負的責任。假設我們先撇除掉其醫師這個職業，這樣的人無論放著社會上的哪一處角落，難道不會有用人之疑慮嗎？有些人在面對一些突發情況，或者是重大事件的改變時，只會把事情推給別人，抑或是直接銷聲匿跡，等到要獎賞的時候，才會猶如奇蹟般地出現，這樣的人真的能在這個社會獨當一面嗎？然而，這樣的現象其實並不少見，在某些公司內部裡的主管，聽聞或多或少都有這樣的行為，自己也常常聽到家人抱怨諸如此類的事情。

寫到這邊，或許我更該慶幸自己還有幾年可以慢些面對這社會上的險惡吧！雖然，因為這一次出國事件的爆發，造成了不小的影響，但我認為醫師兒子還是多少有點擔當的，至少還會道歉，而不是直接選擇消失，讓父親和家人去背負罵名和不該背負的責任。但是，還是希望現在大家更應該做的是齊心去對抗這次疫情之戰，而不是選擇針對某些個體；什麼事該在什麼時期處理，孰輕孰重想必才是重點。

不會拋棄你

陳峻鋒

在臺灣，平均每3秒就有一個人得到阿茲海默症，患者會逐漸忘記生活中的平凡小事，忘記了自己原本該做什麼、忘記了家怎麼走、甚至忘記自己親人愛人的名字。然而阿茲海默症卻又會跟隨患者數十年，不可逆的病情對於病人更是種折磨。儘管病發前期病人可能毫無發覺，隨著腦部被病毒啃食的愈加嚴重，漸漸地病人開始無法控制自己的情緒，大小便失禁需要人幫忙清理，家庭籠罩著低氣壓久久無法散去——突然有天，有人提議了送病人去安養院，家人之間喬不攏照護時間與醫療費用，彼此互踢皮球……這種紛爭是許多家庭必需面對的、難解的問題，在我家裡也是。爺爺在晚年備受阿茲海默症困擾，正當家族為了如何讓他安養的問題爭執不休時，我爸爸主動承接了這個被家族認為的大麻煩。

阿茲海默症患者的照護對於親情是一大考驗，因為家裡是雙薪家庭，父母不可能隨時隨地待在爺爺身邊。但隨著病情惡化，爺爺忘記的事情越來越多，情緒也越來越不穩，下肢還萌發了癌細胞腫瘤，漸漸地連自己起身上廁所也辦不到。父母也不是特別有錢，但又不想將爺爺送進安養院，想將他留在親人間照顧，在面臨經濟與照護的雙重壓力下，最終選擇請外勞來輔助爺爺的生活大小事。但由於爺爺行動不便，他只能長時間待在房裡，而要接受化療時便住進醫院。

現在回頭想想，當初的自己真的滿糟糕的，爺爺於阿茲海默症晚期導致尿失禁，而自己卻因為怕麻煩不太願意和他長時間接觸，

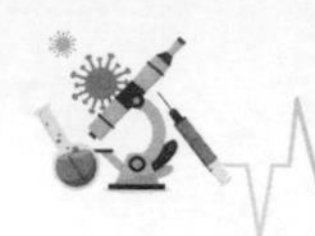

又或者是因為怕他情緒不穩而不太和他說話，常常也只是把他晾在一旁自己看電視。

在國小時，有一次班導帶我們去養老院表演節目給老人們看、陪他們下棋聊天，體會一下在安養院一天的生活。印象很深刻的是：在我們表演時，其他老人都沒什麼反應，只是呆坐在台下，眼神迷茫地看著，唯獨一位阿嬤，從頭到尾都咧著嘴笑、熱情地拍手。之後我們便得知那位阿嬤是阿茲海默症患者，舉凡日常生活大小事都需要看護提醒，像是定時大小便、吃藥與飯量都在看護的控制中。有時候阿嬤突然想出去，或是想做什麼，看護也會引導她，告訴她現在可以先做什麼，等一下再帶她出去，又或者是稍微配合她一下，等她情緒軟化後再帶她回來。看到這些看護的手法真的不得不佩服他們。很多人都十分排斥將老人送往安養院，包括當事人本身。在阿茲海默症前期由家屬自行照顧可能不會感受到明顯的不方便，甚至患者也不知道自己罹患了阿茲海默症。然而隨著病情愈發嚴重，患者可能忘記親人而導致情緒起伏，又或者是在沒人注意時離家，最後忘記家在哪裡，這些情況將會令親人照護患者的難度大大提升。將患者送到安養院會有更好的照護，但卻要患者接觸陌生的環境且得面臨一筆照護支出；又或者是繼續留在親人身邊照護，雖能省一筆支出但卻需要限制並留意患者去處，使患者自身隱私受到侵害，如果照護不力又得要由兄弟姊妹共同承擔照護，這時便產生兩難。

這真的是十分困難的決定，但我認為到了阿茲海默症中後期，病人生活漸漸無法自理，將他送到養老院給專人照護是好的。照護者有受過訓練，當面對患者的情緒與行為也會有較好的方式應對。況且，雖然這是比較膚淺的說法，但患者最後可能會忘記自己的親人，他們需要的或許就只是現在過得好不好，照護者是誰並沒有那麼重要，因此我認為最優先的還是讓患者獲得最好的照護。

而家人必須先要對患者的病情有足夠的了解，如果患者本身十分排斥由外人照護，可以試著溝通，漸進地讓患者接受專業的居家服務。受過訓練的專業人員手腳一定比家人俐落，也較能保證患者安全不受傷。又或者是先帶患者去日照中心參加活動，在那裡除了有專業照護人員，也能讓患者認識新朋友，使其不會排斥與外人相處。除此之外，親人表達的愛也很重要，適時讓患者了解不是因為不愛他而送他去照護機構。發揮同理心隨時為他著想，便能有效緩解患者的不安，更能讓他接受安養機構。

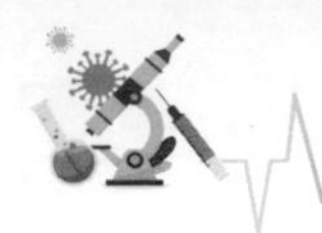

假實習與真實習

文浩柚

在高中與大學時期，因父親年老而反覆住院，又因為體位過重的關係，常常引起醫院的護理師與醫生注目。因為父親的疾病，在外讀書的我常常接到醫院或是父親的電話：「我住院了」、「你知道你父親被送進來急診嗎？」等訊息。原本親子互動關係不是很良好，而父親常常住院的時刻便成了我們互動關係的橋樑。正就讀護理系的我，常常戲稱這段時刻為假的實習，因為我的年級還不到可以出去實習的時刻，但卻需要提早面對醫院的臨床生態。

在父親住院的時候看見醫療人員與病患的各種生態。也因為自己是就讀護理系的關係，也曾經遇過護理師打電話怒罵我為什麼不過來探望自己的父親，但那時我正面臨人生重大的第一次技術考試，身為家中獨生子的我卻因地緣不便去探視；也遇過一位父親住進加護病房時的善良護理師，對家屬真的很貼心與溫暖的對待。那一晚壓力差點崩盤，還好遇見了白色巨塔的那個溫暖燭火，不然那一晚真的很煎熬。

那一晚是接到一通得知父親正在急救的電話，因糖尿病併發的代謝性酸中毒，從學校趕到老家附近的地區醫院，看見在病床旁邊的父親非常地喘，那個時刻是晚上八點。後來得知地區醫院加護病房的床數不太夠，加上父親有立即性的生命危險，我收到了當晚第一張「病危通知書」。思量了一番，決定轉院送到醫學中心治療；入急診的時刻，是當天晚上十點。看見臨床的護理師與醫生在做一些治療，再過兩個禮拜就要技術考的我，也只好當個假實習的臨床

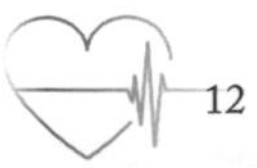

見習生，邊看一些護理師在做些什麼技術，邊把課本裡的步驟再度浮現腦海一次，或許這是在壓力之餘能夠學習臨床技術與排除壓力的事情吧！

因為樓上的病房很難等，沒辦法立即送入病房，而我爸就被送到今晚的第三個單位——急診觀察室，這是隔天凌晨一點。在這個單位，我看見了無禮與戲謔的醫療生態。身為未來也是醫療人員的我，我也知道父親這個個案屬於難搞的個案，因為父親有糖尿病併發心臟血管疾病的病史，也有糖尿病足的外傷傷口。現在入院的因素是因為內源性引發的代謝性酸中毒，又屬於體位過重的病人，若我是值班的醫療人員，我也會對於這個新個案感到頭疼。後來因為父親呼吸過於喘促，值班的醫師問我的意願是不是要讓父親插管，但插了管可能就必需送進加護病房；突然間讓我有點錯愕，內心正在掙扎是不是這個單位拒收我的父親，才想要用插管了事呢？接下來的醫療人員的行為讓我更加地憤怒，因為當準備要給父親插管時，臨床的住院醫師跟年輕的醫師拍拍肩膀有說有笑地說：「這個個案不好插管唷！好好加油啊！學弟你插成功就會達成人生成就了。」身為病患家屬的我，又身為未來是醫療專業人員的我，一直在腦中思考這到底是大夜班的疲累造成的戲謔還是醫療人員自身醫療品德不足呢？身為病患的家屬，在壓力交雜之外又聽到這種戲謔性的話語，心中挺不是滋味的。

最後我爸就被送到第四個單位——ICU 加護病房，這是隔天凌晨三點。這時候我遇見入院過程對我們最好的護理師，因為自己家境的關係，連住進加護病房需要用的尿布、看護墊等都買不起，護理師得知我家境情況馬上幫我一手包辦，叫我不用太過擔心。護理師得知我也是就讀護理系，且過兩個禮拜就要面臨技術考，也很暖

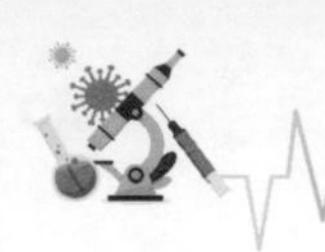

心地叫我加油，雖然這時候收到了今晚第二張「病危通知書」，可是承擔無形龐大壓力的我，好像被拯救了。

踏入人生的第一站實習，我永遠記得身為病患家屬是多麽的無助，也記得在執行專業醫療技術時不適合去說過多的話語。所以我覺得就算我們在實習與就業的時候，我們雖然帶著口罩去面對病患及家屬，無法展現自己的表情，但是我們必須要展現照護的專業能力。就算有疲憊倦怠感，也盡量不要在病患及家屬面前展現。另外除了學理與技術需要學習，人性關懷也是需要學習的，畢竟我們面對的是人，而不是冷冰冰的機器。

不理解也給予尊重

蔡宜庭

禮拜天，唯一一天固定全家相聚吃飯的日子，對我來說，平凡卻也珍貴。那天，按照慣例地全家出門吃晚餐，誰也沒想到這天會發生讓我們永遠都忘不掉的事件。當我們在人潮眾多的火鍋店等待入座時，此時在店門口聊天的有我父母親還有一位父親的好友；與平時不同的是我獨自站在一旁低頭滑手機，看來那天大概又是跟父母親因為一些雞毛蒜皮的小事吵架，而我現在的確壓根記不起原因了。父親也如往常一樣抽著香菸與好友、母親聊天，一切看似平凡的景象，在下一秒卻整個變了調。據母親所述，他們聊天途中父親感到有點頭暈並趕緊坐下休息，接著瞬間全身癱軟、嘴唇發白、呼吸停止，而我是聽見了母親的驚嚇聲，趕緊跑過去才看到了這一幕，當下的我完全嚇傻了——頭腦一片空白並感受到自己的身軀正在輕微地抽搐著，什麼都做不了的我眼睜睜看著父親的好友大力地壓著父親的人中，而母親用顫抖且嘶吼的聲音叫著父親的名字試圖想叫醒他，即使旁人過來關心，我們也無暇顧及。

當父親的好友提醒我們趕緊打電話叫救護車，才意識到我們竟然慌張到連叫救護車都忘了，誰也沒想到手機中熟悉的撥號鍵盤竟然有一天會需要按下 119 這三個數字，在等待救護前來的這五分鐘，我也終於了解到大家常說的「度日如年」是什麼感覺了。在這期間父親也只有稍微張開眼後又暈眩過去，等到救護車抵達時，我們讓出位置讓醫護人員能快速地完成初步檢測，包括了血壓、脈搏、呼吸、瞳孔，各種能觀察到生命跡象的部分，也先讓父親的呼吸恢

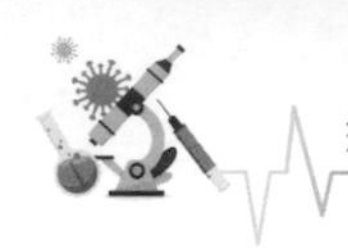

復，接著醫護人員向我們詢問了事情的發生經過，在暈眩前做了什麼，諸如此類等等的問題。當做完初步的檢測後醫護人員們說著我們聽不懂的專業術語後就把父親送上了救護車，之後父親的好友先帶我和母親回家拿要住院的必需品後，便直接前往父親被送去的醫院，母親出門後也叮囑我早點睡，並安撫我父親不會有事的。然而我在睡前閉上眼睛準備睡覺時，腦中卻滿滿的都是爸爸癱軟的那個畫面，各種不好的想法也充斥在我的腦中，就這樣度過了失眠的夜晚。隔天一早依然迅速收拾好書包上課，晚上下了課母親才載我去醫院看父親，親眼目睹父親躺在病床上如此憔悴的面容，還有那為了讓我不要擔心而硬擠出的笑容，在剎那間我卻連一句關心的話語也說不出來。之後醫生看完健檢報告向我們說明父親沒有大礙，而暈倒原因的確與抽菸造成的心血管疾病有關，這個消息讓父親之後的生活習慣有所改變。

在這驚心動魄的事件發生後，因為家裡的所有經濟開銷全都依靠著父親一人，因此父親為了保持身體健康，讓我能無後顧之憂的讀書而下定決心戒掉 40 年的菸癮。但在這件事之後會不時地感受到父親心情低迷，即使我們全家都知道父親低迷的原因，也瞭解父親在擔心著什麼，他也不願提起與這件事相關的話題，甚至不和我們說明他的想法。然而在某天母親向我提到了簽署「放棄急救同意書」[1]，一開始感到很錯愕的我和母親經過一整個下午的討論過後，瞭解了母親的想法，而我原本誤以為可能是母親對於生命的想法較為豁達，但事實上卻與我想的相反，原來母親是怕我們會因為龐大的醫療費用而有經濟壓力，而且有可能辛苦急救回來的父親卻只能

1 「放棄急救同意書」：即 DNR 意願書；不施行心肺復甦術意願(DNR，全名為 Do-Not-Resuscitate)。

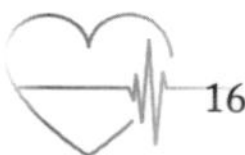

躺在病床上……她身心靈都承受著壓力與痛苦；同樣地，家人們看了也痛苦。但當父親聽到了我與母親在談論 DNR 的話題時卻感到不快，並叫母親不要有這種想法。我們也嘗試著傾訴各自的想法，我也強調會尊重母親的決定；父親卻依然沒辦法理解、無法認同母親的想法。

這其中的兩難我認為是可以被理解的，只是需要給父親一點時間，即使沒辦法認同，也需要尊重並且理解母親，畢竟每個個體都有自己的身體自主權，不應該違背自身的意願。相對地，母親也應當體諒父親的想法，因為就一個第三者的視角來看，雙方都是為了彼此好而延伸、改變、賦予他們所做的選擇。而我，身為他們的孩子，我認為我有義務尊重他們所做的任何決定，給予理解也能帶給父母親偌大的力量。

永不放棄的犧牲奉獻

黃皓緯

典範，是可以被人們推崇和仰慕的對象；是能夠讓我們學習和效仿的標竿；是值得使我和生活進行反思和改善的指引。

我偶然在台北醫學大學的醫學人文版上瀏覽到了「蘭大衛醫生」的故事，於是開始查找了關於他的資料，也從中領略到他和妻子對臺灣醫療的「貢獻、犧牲」，以及對醫學研究的「不放棄精神」，令我深感佩服、獲益良多。

在早期的臺灣社會，對於醫學相關的知識尚不發達。因此一點小傷都有可能導致截肢；一次小病就有可能要人性命。再加上臺灣的民間信仰，導致許多人寧願燒香拜佛，也不願意相信醫學技術，一拖再拖的後果就導致嚴重的病情，以及不可彌補的創傷。即便在現代資訊科學發達的時代，仍有少數人有如此迷思。還好當時有許多來臺灣傳教的外國醫師、傳教士，願意將自身所學，用於治療臺灣病患，對於病患的照護也是無微不至。儘管他們的主要目的是為了傳播與擴展天主或基督在台的影響力，然而他們也對醫學抱著實驗的精神和本質，不得不說他們在醫治病人的過程中，確實也造就了許多醫療創舉。

而蘭大衛醫生和他的妻子正是一個很好的例子。他們有一個被世人廣為流傳的故事：切膚之愛。其主要是在講述蘭大衛的妻子醫生犧牲自己的皮膚、忍受術後的疼痛，只為治癒一位因小傷口不願就醫，而導致大面積細菌感染的兒童。蘭大衛醫生將孩童的皮膚清創後，割下妻子的皮植入孩童傷口表面。

「犧牲奉獻」——這是我選擇蘭大衛醫生和他妻子作為典範的第一個原因。現在正逢新型冠狀病毒「COVID-19」的肆虐期，許多的醫護人員正面對高風險，犧牲和家人相處的時間，甚至許多人因此丟失了性命。如此犧牲奉獻的醫療人員們，才是全人類真正的英雄。反觀一般大眾，為了貪圖方便不戴口罩，為了一時之樂罔顧防疫，增添醫療人員許多負擔，更助長疫情的擴散，如此不堪行為令人不齒。

「前線有人犧牲，後排卻在乘涼！」如此之大的反差，讓人看出了大眾事不關己，人間世態炎涼，一點一滴抹殺了醫療人員的犧牲奉獻，以及救死扶傷的熱忱。從近期的連假出遊情形看來，依然有部分臺灣人的防疫意識尚未成熟。熙熙攘攘的墾丁大街，摩肩擦踵的夜市人潮，絲毫不像是正處於病毒肆虐之際。人們或許太過相信或依賴防疫人員，總覺得有人在第一線支撐，病毒的洪流就不會潰堤，但是卻忘了疫情控制需從個人做起，而不是白白浪費前線人員的犧牲。大家都應該反思「我們是否真的有把第一線的犧牲奉獻銘記在心？」還是事情過了就忘得一乾二淨？並不是每一個人都有勇氣點亮自己照亮他人，因此那些願意付出的第一線人員令我敬佩，蘭大衛夫婦也是如此。

而那位接受蘭大衛妻子植皮的孩童，雖然在幾天後因異體排斥的關係，植入的皮還是脫落了，但蘭大衛醫生卻不放棄，最後選擇利用自體移植手術。在其積極的照料下，孩童病情竟日見好轉，這樣偉大的創舉，也成為了臺灣醫界「植皮手術」的先例。

這項重要的植皮手術，是在蘭大衛醫生不斷努力嘗試的情況下才終見成功的。其實「不放棄」的精神，並不是只有醫學領域才適用，而是通用在人生各個難題：只要不放棄，危機也能變轉機。蘭

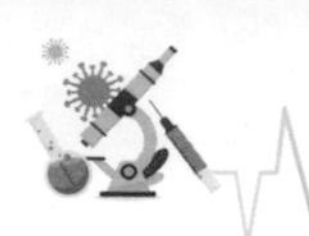

大衛醫生正是一個很好的例子，「不放棄」也是我選擇他做為典範的第二個原因。在面對現在新冠病毒疫情的高峰期，各個參與衛生工作的人員，以及第一線搶救的醫護們，不也正抱著「不放棄」精神，在為我們擬定更好的防疫措施、全力醫治染疫病患、努力找尋疫苗種株。綜觀疫情發展，從早些年前的 SARS、MERS，到任何流感，再到現在的新冠病毒。每一階段的威脅，若不是那些人們的堅持，我們也不可能有安全無虞的環境和隨著疫情流行時可使用的疫苗。

想要做到堅持其實並不容易，因為在成功的道路上總是遍布荊棘，沒有人會是一帆風順的。人們常常在經歷過失敗後帶來的不悅與挫折而半途而廢，能走到最後的，往往所剩無幾。雖說我也經常如此，事情進展到一半就撐不下去，不論是課業、興趣、甚至是一些人生重大決定上，每當遇到一點困難就放棄。但是在看到那些還沒放棄為我們醫療做出貢獻的人們，就會讓我想起之前看到的一句話：「都還沒越過峽谷，怎知道峽谷後是否有桃花源」。因此不斷跌倒，還要不斷爬起，那樣的不放棄才有可能引領人們走向成功。

上述兩個原因「犧牲奉獻」、「不放棄」，是我認為人們普遍缺乏的，不願意犧牲奉獻沒關係，千萬不要成為那些願意付出的人的累贅。不放棄也不是人人都能秉持的信念，但在失敗之後也應該勉勵自己「失敗為成功之母」，或許想放棄的念頭會瞬間煙消雲散。蘭大衛醫師之所以能成為典範，不是因為他有多優越或多成功，而是他有的優點在你我身上並沒有被發現，所以需要向他學習。因此我從蘭大衛和他的妻子，以及近期抗疫之士們的身上學習到「犧牲奉獻」、「不放棄」的精神，我相信這定會為我往後的生活和做事態度上，增添更多信心及熱忱。

面對憂鬱時

夏子嵐

「憂鬱症」被稱之為這個世代的文明病。根據聯合國世界衛生組織的資料，2020 年有三大疾病是我們所需要重視的，而憂鬱症即是其一。它所帶來的影響包括當事人的失能，社會與家庭的負擔，甚至導致生命的早逝，其對社會的影響力僅次於心血管疾病。

許多憂鬱的人常常忽視自己的症狀，或是以壓力為由將自己的轉變合理化，而不去尋求醫師的幫助。在過去保守又封閉的年代，去看身心科會被他人當作是精神病患，而那個時代的父母沒有辦法接受自己的小孩是精神病患，對這個疾病也不太了解。所以有些人可能因為大環境的氛圍而不敢求醫；有些人即使鼓起勇氣求助他人，也未必會被正視。

相比之下現在的社會對憂鬱症的接納度已提高不少。但是現在雖然不像過去可能遭到他人的唾棄或辱罵，還是有些人會對憂鬱症或憂鬱傾向嗤之以鼻，以揶揄、諷刺去回應他們。而我認為這樣作法的原因，歸根究底是源於人與人之間的不理解，換句話說就是無法「同理」他人。

就像有些長輩認為現在的年輕人容易得憂鬱症，就以「草莓族」來形容他們。「草莓族」泛指那些抗壓力低的人，他們認為現在的年輕人過著無憂無慮的生活卻動不動埋怨壓力太大，因而容易出現憂鬱傾向。

的確，現今時代的進步帶來的變化既龐大又廣泛。從物質上的食衣住行育樂到人們心靈上的改變，都已跟上一輩的人們相差甚遠。現在大多數國家的人民都過著富足的物質生活。

以臺灣來說，我們的社會新聞不會三不五時地就在報導因為飢餓而死亡的案例。甚至大部分的人在吃好住好穿好的情況下還有能力享受生活。看電影、喝下午茶這些休閒娛樂已是家常便飯，購買價格不菲的電子產品、精品也不會考慮十天半個月還久久無法下手，甚至出國旅遊已成例行公事。與過去想比，我們這個世代的確是很好命。

但我認為每一個世代都有自己的煩惱，雖然我們這一代生活品質提升，不需要擔心下一餐是否溫飽，亦或是有沒有炸彈會從天而降。但現今科技的發達、資訊的流通及人口的快速成長，我們所面臨的是更猛烈的競爭力。我們肩負著家長的期盼與同儕們爭先恐後的較勁，這也是一種壓力。也許在長輩眼裡這些壓力只是微不足道，但是子非魚，焉知魚之樂，他們又真的能夠體會我們的處境嗎？

這些不理解除了發生在世代與世代之間，在朋友間也可能發生。例如前陣子有一名藝人的輿論在臺灣引起了軒然大波。他在安慰自己憂鬱症的朋友時，表示他認為憂鬱症是因為「不知足」所造成的，這句話在專業及相關人士看來是一種不具同理心的言論。雖然他在後面補充道：「人應該想著我們所擁有的，而不是我們所失去的。」這句話的確有他的道理，也看的出來其並沒有惡意，但是在那些深受憂鬱症困擾人們的耳裡，無疑是在傷口上抹鹽。

後來我又看到一位身心科的醫師對於這件事的詮釋，我很贊同他的觀點。他認為憂鬱症與患者的「失去」較有相關，並不能單以「不知足」來形容及解釋。就好比一位失去了孩子的母親，她雖然擁有比別人更優渥的生活，但她不感到快樂，甚至還得了憂鬱症。而在大部分人眼裡，能過上豐衣足食的生活是夢寐以求的事，所以對於擁有不愁吃穿的生活卻得了憂鬱症的這位母親，我們就要去責備她「不知足」嗎？我想這一點說不過去。因為我們只了解她擁有充足的物質生活，卻沒有對她「失去」孩子的這一部份感同身受，沒有真正「同理」一切的我們又有甚麼資格去對別人評頭論足。

人們常說在面對憂鬱症的患者時要抱有同理心。但真正的同理心並不是以自身的經歷及想法去審視他人，而是要站在他人的角度將自己當作是對方換位思考。

而憂鬱症的致病機制與大腦內的神經物質分泌失調有關，可能導致的原因很複雜，其中與個人經歷、人格特質、藥物影響，甚至與遺傳基因有關。然而我們每一個人都是一個獨特的個體，擁有不同的經歷，不同的人格特質，所以要做到真正的同理很難。

所以當我們面對憂鬱症的患者時，既然做不到完全同理他人，還不如做為一位陪伴者。試著去體會他人遭遇過的事、感受到的情緒。我覺得能做到這樣，對方就會感到安慰了：因為他們想要的從來不是什麼人生大道理，只不過是希望有人能理解他們罷了。

不可逆

謝適安

不是所有事情都像化學反應一樣，是可逆的。

早從出生開始，人的一生，就是不可逆的。

遺傳密碼宛如鎖鏈，緊緊相扣，鐐銬住象徵幸福的青鳥。

「他曾經是著名的企業家，當年在商場上叱吒風雲。」母親笑著向我說：「每次他來做檢查的時候，都會跟我說一次他年輕時的豐功偉業，他老婆就在旁邊笑他三八。」

我跟著母親笑了起來。「感覺他們感情真好呢！老婆婆還陪他來做檢查。」

「沒辦法啊，孩子們都忙於各自的事業與家庭，而這個檢查又一定要有人陪。」母親嘆了一口氣。

我母親是神經內科的研究助理，主要負責協助阿茲海默症新藥研究的病例收案，也涉及罕見疾病的研究。我幼稚園時常跟著我母親去醫院，因為我的學校在醫院附近，我會待在她的辦公室等她下班。我與我母親是很知心的朋友，她會跟我分享她工作上遇到的各樣的人事物，我也會跟她分享我在學校發生的大小事。有時會聽她講一些收案時遇到有趣的事，或是很可惜沒達到收案標準的病人以及他們背後的人生故事。

母親常常帶給我一些罕病基金會出的周邊商品，像是週年曆、月曆等等。裡面收錄了許多罕病患者的畫作或文章，偶爾也會有關於他們的故事。在我還不太認識所有的國字時，我最期待的就是新的罕病基金會的周邊商品。即使年紀還小的我尚未完全認識所有國字，我依然興致昂然地翻閱著裡面的圖畫跟故事，充滿好奇地問我母親這個人得了什麼病、有什麼症狀、要如何治療等等。而我的母親並不因為我是個小孩子就敷衍回答，她很耐心地解答我的疑惑，並告訴我這世界上有太多辛苦的人。我生下來健健康康，也許不是特別漂亮或完美，但已經是很幸福、蒙神保佑的孩子，教導我該知足。

每次藥廠或是罕病基金會舉辦活動時，我總是會跟著母親去，懵懵懂懂的我其實也不太知道他們是誰、在做什麼。懷著一顆單純的心，沒有歧視跟彎曲，我直觀地去接觸那些生病的人。

印象很深刻，有次我與母親前往一個為了威爾森式症患者舉辦的活動。在一個會議室中，老師帶著大家一起做手工乳液，坐在輪椅上的病友努力參與著，伸出不受控制且顫抖著的手，用力將各種溶液攪拌在一起。看著他們賣力的樣子與那純真的笑容，那時小學的我，還不明白為何胸口也像乳液一般攪在一起，揪成一團。

中午時，大家一起走路去餐廳吃飯，還特別請了魔術師來表演。在路上，我母親與病友的母親聊起天來。她手裡推著兩輛輪椅，坐在輪椅上的是她的兩個兒子。她的孩子們在青少年時期先後發病，單親的她辛苦地撫養兩個孩子長大，每天照顧他們的生活起居，在醫院與工作的地方來回奔波。

「其實最苦的時候，是還沒確診的那段日子。」那位母親苦笑著：「當時根本不知道是什麼病，一個出事一個也跟著來，被家裡人嫌棄，總感覺是我害了孩子。」來自周圍人的歧視與冷漠，幾乎壓垮了這位堅強的母親，或許最難承受的不是照顧病人本身，而是明明正在努力撐著，四周卻充斥著不諒解的眼光。

國中時，班上有些問題學生如妥瑞氏症、過動症、亞斯伯格症

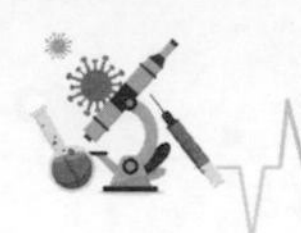

等。看著身旁的同儕排擠這些同學，說他們壞話，常常嘲笑並欺負他們，我感到很迷茫。

「為什麼要欺負他？他沒有惹到你們啊！」我困惑地問著他們：「而且他比我們還辛苦，我們應該要幫助他。」

「你懂什麼啦！他會這樣一定是上輩子做了什麼壞事被處罰，我才不要幫這種人呢！」

從小的教育告訴我，他們是比我辛苦的人，我應該要盡我所能協助他們，但當周遭的人都在欺負他們時，我不知不覺間開始麻木了。剛開始我試圖阻止，並且用我母親教導我的觀點試圖說服他們，但他們並沒有聽進去，反而告訴了我截然不同的觀點。處於容易被同儕影響時期的我，就這樣學會了冷眼旁觀。

我不會去欺負他們；但在他們被欺負的時候，視若無睹。

生病，是因為上輩子做錯了什麼嗎？這樣的困惑，一直埋在我的心裡。

「喂？你到啦？好，我下去接你。」母親滿臉笑容地掛斷電話。

「誰要來啊？」我漫不經心地問著。

「之前的一個病人啦！突然說要送西瓜來。」

「你們好！打擾了。」一個爽朗的聲音傳來。門外站著一個皮膚黝黑，靦腆的大叔。「最近剛好產季，西瓜太多了，不吃也是爛掉，聽說你們愛吃西瓜，就拿來給你們了。」

「進來吧！我拿拖鞋給你。」我外婆熱情地站起身來迎接他。

「謝謝你們，不用了。我腳髒，在門口跟你們打聲招呼就行了。」他搔搔頭，繼續將一顆一顆大西瓜搬進來。

他送了兩次西瓜來，一次二十顆起跳，個個都重得讓人直不起腰來。後來聽母親說，他家裡開農場，自己經營大小事，種了許多

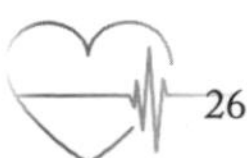

蔬菜水果，養了各種各樣的動物。

「有空到我農場來玩啊！」他坐在貨車的駕駛座，笑著對我們揮了揮手。

認真在過生活的一個老實人，卻在人生正精彩的時候，記憶開始漸漸失去色彩。憨厚老實的笑容，深刻地烙印在我腦中，這樣一個美好的人，他的一生卻早已定型。

生病，真的是因為上輩子是個壞人嗎？我想我得出結論了。

母親曾經問過我一個問題：「以現在的技術，如果是家族性遺傳，可以驗出下一代會不會得到阿茲海默症。是你的話，你會想知道自己會不會得病嗎？」

我沉默良久，花了許多時間思考這個只有兩種選擇的問題。

「會吧？應該。」

「那你有想過，如果你已經知道你會得失智症了，你的一生還有什麼支持你活下去、繁衍後代的希望嗎？」

這一次，我回答不出來了。

母親接觸的案例中，一位病友有個還在讀大學的兒子，醫師驗了他的 DNA，確定他會得到阿茲海默症，且家族性的阿茲海默症是早發性的，大約在四十到五十歲便會發病，甚至可能會遺傳到下一代。這位病友很猶豫到底要不要告訴他的兒子，因為他的兒子堅持想知道。

「那後來他有知道嗎？」我心裡挺不是滋味地說著。

「後來他還是選擇告訴了他的兒子。」母親嘆了口氣，「讓人感到唏噓的是，他兒子是個醫學生，才剛要開始他精彩的一生……」

「這樣也太難受了吧！」

「但是他的兒子並沒有就此放棄他的人生。他努力地學習，並

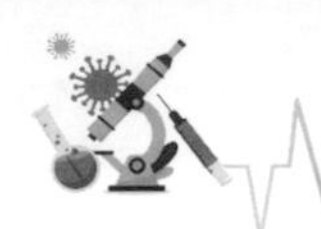

決定未來要研究出能根治阿茲海默症的藥物。」

如果是我，到底會不會選擇知道呢？若是確定自己會得病，會像那個兒子一樣繼續努力過日子嗎？又會不會選擇結婚，生下可能也會得失智症的孩子？我能為我的下半輩子、為我的伴侶、為我的孩子負責嗎？

我慚愧地想。我每天渾渾噩噩，讀書沒有很認真，就算有能力不努力又有什麼用？常常覺得人生沒什麼意義，所以不想往前邁步走——然而相較於我來說，他們的人生雖然一片黑，卻堅定著信念，用心裡的希望之火撐下去，一步一步，再怎麼艱難都往前爬行。

生病，不是因為上輩子做錯了什麼，只是生來如此，不可逆罷了；即使提早知道，也不會改變注定要發生的結果。我們的生死跟一切，神在創造生命時已先安排好了。

許多疾病是遺傳性的，不是根據你上輩子做了什麼而得到報應，而是從你呱呱墜地的那一刻起，就已書寫好你的結局。

若是能夠知道自己未來會不會生病，你的決定會是什麼呢？知道結果之後，對你的價值觀及人生會不會產生不同的決定呢？

在生病的情況中，你能夠像他們一樣，坦然面對，精采生活嗎？

我想我沒辦法做到如此灑脫。對於不可逆的人生，為何還要如此努力、樂觀面對呢？縱使我心中充滿了消極，然看到那些努力生活的人們，我心充滿了敬畏。明知毫無翻轉的可能性，依然堅持到最後一刻——我想，這就是他們的人生能讓我心生觸動的原因吧！

穆瑞德叔叔

蕭稚荏

我心目中的醫學人文典範有著一個十分具體的框架和標竿。眾所皆知，醫生因為豐厚的薪水和那崇高的社經地位，成為一個炙手可熱的職業，許多人都想要成為一名醫生，但卻沒有身為一個醫生最基礎的核心：一顆救人的心。

實際上你若是去訪問一些醫學系的學生，而他們總是會毫不避諱地跟你說：他其實不想讀這一個系，但是因為薪水優渥；醫學系除了幾個科別外，大多是處在一個舒適的工作環境，因此選擇了這一個系。課業壓力大沒關係，以後賺錢在物質層面享受生活就好，因小見大，這似乎是現今醫生普遍的心理狀態——而當一個醫師卻沒有一心想著要救人、幫助人的仁心時，他還能好好地救治病人、設身處地為病人著想，而不是僅把它當作一個工作嗎？這就要講述到我最敬佩的一位醫生：中村哲醫生。一位當醫生並非因為優渥的薪資與舒適的生活品質；一位遠赴貧苦之地默默付出；一位深耕當地不談名利，直到一場悲劇的槍擊案才真正被廣大世人們所認識到的英雄。

我也是那芸芸眾生；在看到這個悲劇的新聞後才去認識到這一位人物。許多人都知道偏遠地區是十分缺乏醫療資源和物資的，許多人嚷嚷著要去偏鄉服務時，去的人卻寥寥無幾。中村哲醫生一開始會去阿富汗和巴基斯坦地區行醫的原因之一是單純的想要收集昆蟲。但就算如此，1984 年才剛剛拿到醫生證照的人，為此就肯拿著一張機票出發，前往一個人生地不熟的地方行醫，非常人之所能。

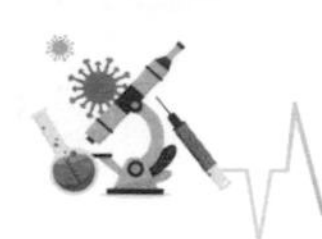

而且當時那裡正是蘇聯入侵阿富汗的時間點，在親眼目睹大量的人民因為戰亂而居無定所流離顛沛後，更加堅定了在那裏服務的心——而這一待，就是漫長的 30 年。

中村哲醫生不是那一種你有病我治療那麼一般的醫生。在 2000 年時阿富汗大旱災，他看到了當地人民之所以生活低落的原因。他的熱忱不被診所的大小所侷限，他說：「一百個診所不如一條水渠。」他看到了農田沙漠化，親自規劃水渠的設計圖，操作重型機械；在 2010 年建成了水渠，濕潤了當地無數的農田，幫助了數以萬計的人民。而在那裡服務所需要的不只是一顆熱忱的心；有時對於死亡的恐懼會澆熄滿腔的熱血。

在 2008 年時，中村哲醫生的同事伊藤和也，一樣是一位富有愛心的醫生，同樣來到遙遠的大洋彼岸奉獻自身，卻遭到了塔利班的武裝人員綁架並且慘遭殺害。當這樣的事情發生後，我相信大部分的人都會選擇回去。服務偏鄉也可選擇去其他的地方，大可以選擇一個不那麼危險的，但中村哲醫生在這件事後並沒有收拾行李打包回日本，而是選擇了和所有人交朋友，他說：「我試著不要樹立敵人，這是跟人交好最好的方式，雖然這在有些人眼中就跟沒有原則一樣，但在這個地方，我唯一能依賴的就只有人了。」「你會很驚訝這比帶把槍在身上還有效的多。」他以一顆充滿愛心與熱忱的心，成功地打動了排外的當地人，當地人親切地稱呼他為穆瑞德叔叔，並在 2019 年的 10 月成為了第一位有了阿富汗榮譽國民資格的外國人。

身為一位未來的醫護人員，也許我沒有像中村哲醫生那樣的勇氣、決心與毅力去一個完全陌生且危險的地區行醫，但我對於他走進當地生活，看到他們真正的需要並且蓋珍珠水渠藉以改善他們生

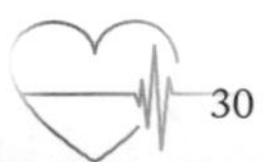

活品質。他做出一個醫生真正該做的事：一位醫生，並不只是醫治病患身上的疾病，不是一個單純的診斷、下藥的人員；一位醫生之所以社經地位高，之所以受人尊敬，不是因為他的高學歷與薪水，而是因為無數代的醫生前仆後繼——不畏病患身上致命的傳染病，不懼骯髒的環境，依然願意為那些病患服務，把他們面對的病患當作一個人看待，而非一個單純的病例，進而關心他們、尊重他們、友愛他們。中村哲醫生是一個大家的典範，是一個楷模的原因，就是因為他把這幾點都做到了極致。

有時候醫生、病患和家屬之間的衝突就是因為缺少了人與人之間最基礎的，也是身為一位醫護人員最重要的尊重與愛心。假如每一個醫護人員都能像中村哲醫生一樣，有那麼一顆慈悲心，那我相信醫生與病患之間的關係能夠更加美好。

扯心

林于茹

人的一生總會面臨許多矛盾、衝突以及無數的兩難與抉擇。不同方向的道路伴隨著不同的結果，站在這樣的十字路口上，總是拼命想選出一個最佳的選項，但在內心百般盤纏拉扯後，會發現似乎沒有「完美」這個答案，而這又該如何選擇？

在某年暑假裡透過一個機遇，進到北部某醫院的營養室擔任一個月的志工。在這段期間除了學到很多經驗及知識外，更因為一位在裡頭工作的阿伯的遭遇，不禁讓我深思了起來。阿伯有位年齡高達九十多歲的父親，其父親因為心臟機能年老退化而入住醫院，在住院治療期間身體狀況每況愈下，甚至有次在阿伯上班時間，醫院發出了病危通知，阿伯得知後立刻趕往醫院，在進病房前聽見了心電圖儀發出「嗶～」的聲音，阿伯便加快速度開啟房門衝上前，邊搖著年邁父親的身體邊說著：「阿爸～你還不能走！阿俊跟小妹（阿伯的兒女們）還在來的路上。」當阿伯說完時，那位阿公就真的被搖回來恢復心跳，可是也只再多撐了兩天。當心跳再次停止時，阿公的其他兒子們也同樣在床邊搖著，並說：「爸，你還不能走啊！錢還卡著還沒領出來，還差兩個星期，你再撐一下。」但這次那位阿公就真的這麼走了。

其實好幾週前，那位阿公的心臟就開始因多功能衰竭而生命跡象不穩定，有時一晚要急救數次，阿伯曾考慮過要簽上 DNR 讓父親脫離苦海，但阿伯父親的其它兒子們不僅不同意，還全反向怪罪阿伯是個「大逆子」、「不肖子」。甚至在阿公的病床旁指著阿伯的鼻子說：「阿爸明明就還活著，你為什麼要害死阿爸，你也不想想阿爸生前對你有多好，沒想到如今你卻想害死他，這樣你的良心過意得去嗎？你還吃得下飯？睡得著覺嗎？」阿伯說到這早已淚濕了眼眶，我想嘗試著安慰阿伯，但我並不知道該如何去安慰。我能理解阿伯心中的委屈，但我沒有權力去插手，更沒有資格去介入，我只能靜靜地待在阿伯身邊，當一個讓阿伯稍微舒壓的聆聽者。

在現行醫學教育裡所提倡的 DNR，是希望可以減緩末期病患的不適感、保留患者最後的尊嚴以及降低家屬見病患最後一面時所殘留的陰影，這一切看似非常美好，而難道簽署 DNR 就是大逆不道？就是不懂得心存感激嗎？其實我想應該並非如此！可能正是因為阿伯太愛他的父親，雖然心中希望父親能多陪陪自己，不要這麼快就離開，但卻也不希望父親再接受更多的「無效醫療」、再承受更多的痛苦，為的只是再多活那麼短短幾天甚至是幾分鐘，這種「簽」與「不簽」的煎熬不斷困擾著阿伯。不簽，阿伯的父親就會承受更多折磨，不僅全身水腫瘀青、瘦弱不堪且插滿了管子，甚至可以說是整個面目全非；簽，可能又會造成家庭和諧被破壞、兄弟間產生嫌隙；阿伯一輩子都會有那種因親手終結父親生命的愧疚感存在其內心深處。感受到一種「簽」與「不簽」的反向矛盾拉扯、一種為「愛」而生的兩難、一種下不了手的煎熬、一種人言可畏的委屈、一種多麼渴望有人能理解卻沒有任何人出現的那種哀傷，面對多重兩難卻只能獨自一人面對著。

但相反地，那位阿公的其它兒子們渴望父親能多撐幾週，在旁人眼裡會覺得他們為的就是希望能在壽終前趕緊將錢領出來。這表面看似不孝、看似是為了貪念那些錢財、演出一段讓親朋好友覺得他們對父親超級孝順的戲碼，可是會不會其實他們只是希望能利用

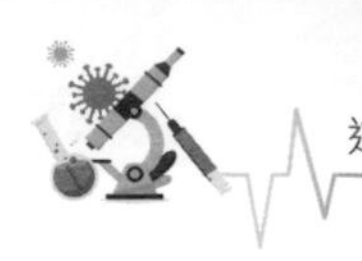

那些財產替父親辦場大規模又豪華的喪禮，好好地送別父親，也算是盡自己最後一點孝道。

其實阿伯高達八十幾歲的媽媽也還健在，該不該將所有錢都花在喪葬費裡？還是該留點錢給還健在的媽媽使用？這也凸顯出了另一個兩難點。阿伯也許會認為應該留一點錢給年邁的母親使用，因為父親一定也會希望母親能在未來沒有他的日子裡一樣可以過得很好，所以將錢給母親也算是種盡孝方式。但也可能是因為覺得葬禮不管辦得多高級，終究都避免不了父親已離開的事實，所以不如把錢存起來才實際。而阿伯的兄弟們則是可能認為，只要還有喘氣就有無數盡孝的機會，這次不幫父親辦個風光的葬禮，就再也沒有機會了；亦或許是因為覺得把錢給母親，其他親戚朋友們就看不見他們的孝心——一種出於愛面子所表達的孝心。

這就是人生！充滿了無數的「矛盾」與「兩難」。假如是我，我會如何做選擇呢？雖然不斷反覆地思索著，但我仍無法表明支持任何一方的決定，因為對於兩方的作法所呈現給我的感覺，我不能說全然支持卻也不採反對意見。每種選擇都有其優缺點，我期望能追求到一個完美的平衡點，可卻怎也摸不著頭緒，是根本就沒有所謂的「中」點存在，還是只是現在的我還沒摸透自己呢？從中我領悟到原來有些事情並不是簡簡單單地就可以做出抉擇，有些事情也不是深思熟慮後就會思考出答案，當面臨「兩難點」時該如何去做取捨以及該如何去承受決定後的結果，也是人生該去學習的一大課題。

生命的重量

陳郁慈

生與死，早已是見怪不怪的議題。台灣每年平均有 14 萬左右的人死亡，同時也有 20 萬左右的人誕生於世。即使這樣的現象人人都知，每一次的生離死別還是造成了無限多人的悲痛與欣喜——生命的重量不僅僅是一個數字能以概括，它涵蓋的更是一個個情感的連結和生命的意義。

對於我而言，「死亡」一直都是一個客觀的知識。約是小二那年，外公離開了我們，我一點都沒有意識到怎麼回事，甚至連最後一面都沒見到就已經在葬禮上了。我很疑惑，為什麼大家要一直哭，我甚至對於悲傷的情緒沒甚麼感覺。對我而言，外公只陪伴了我一小段時間，所以外公離開這件事對於我似乎無啥很大的關係。

一直到小六那年，「死亡」才真正變成一個會發生在我周遭的事情。奶奶從小就照顧我到大，陪我練琴、陪我躲過媽媽的責備，也陪我逛了好幾次的夜市，如此的親近，讓我對於奶奶的去世更加難以接受。

「奶奶怎麼了？」

那時的我還曾經無禮地掀開沒有生命氣息的白布，想著奶奶一定是叫一下就醒得來的。經過了這件事，我對「生命」的認知，進步到有了「死亡」的概念，卻一點也不知道如何才真正代表死亡。「死亡」於我而言不過就是遙遠不可及的領域，就是一個到了火葬場我還會幻想奶奶會不會再活過來的狀態。當時面對家人的難過，我只覺得心裡空蕩蕩的，怎麼會？奶奶昨天還跟我講話呢！怎麼就

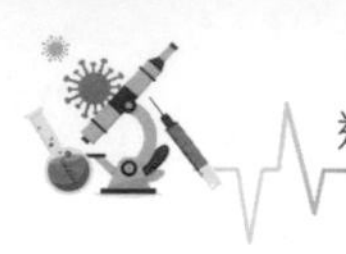

這樣就是死亡了？從那時候我才發現到一件事。這麼一件牽動情緒的事，這麼一件需要面對、必經的「死亡」，卻從來沒有人教會我們該如何面對，應該用怎樣的心態去處理剩下的情緒——生命的重量竟是如此之重，竟是如此難去面對與處理。

這兩次親人的離世，都是我爸媽負責處理，爸媽都是偏向不想讓病人痛苦：所以外公是在床上去世的，而奶奶是在安寧病房去世。照理來說應是會較容易去面對「死亡」，因為心裡早已有個底了，但當這件事真正發生時，還是忍不住覺得，怎麼這個世上就如此容易地消失了一個人呢？

到我高三那年爺爺去世時，我才覺得我漸漸了解怎麼面對「死亡」。從奶奶走後，我就開始學會珍惜，珍惜每次看到家人的時候，即使很煩躁也不會不懂事地頂撞回去，至少能在家人「離開」之後，讓自己不再那麼自責和後悔。爺爺中風了大約十幾年，在過世之前已是重病纏身，爸爸那邊決定讓爺爺去安養中心，我第一次有那麼安心的感覺，覺得爺爺終於要解脫了。爺爺離開之後，我很想他。但我很開心，在他有生之年，我有好好珍惜，好好記住那些死亡也帶不走的美好回憶。

爺爺走了之後，媽媽和爸爸就寫了一份「不插管聲明」，把我、姊姊還有妹妹聚集在一起，告訴我們生命的價值跟重量，也告訴我們面對「死亡」並不是一件可怕的事。他們一點都不害怕從這個世界消失，因為即使世界都遺忘了他們，他們知道我們會記得，他們就覺得足夠幸運了。但他們不想面目全非或痛苦地死去，像爺爺已經重病纏身十幾年了，光是活著就令人感到難受。他們想要的離開，是離開得瀟灑也離開得舒服。那天晚上，覺得自己學到很多事情，也讓我很多思考的事情都有了答案。

人就如此消失了嗎？並沒有。他們其實只是用另一個型態永遠活在我們的記憶中。生命，如此沉重的重量難道是如此輕易地能跟著「死亡」一起消失嗎？難道能夠不救到最後的嗎？若是因著生命的重量，而剝奪了自身的舒服，痛苦地活下去。那還叫做「生活」嗎？

曾經讀過一本書叫做《在天堂遇見的五個人》。裡面提到，每個人的生命都是有意義的，每個生命都影響著另一個生命——我想這就是真正的「生命的重量」。生命的獨特就是能夠互相影響，互相在彼此的生活中，留下自己的軌跡。

經過了三次親人的離去和一次夜間與爸媽的促膝長談，我才漸漸能面對「死亡」。在平常的生活中，好好珍惜與爸媽在一起的每時每刻，好好照顧他們的身體，請他們定時地去檢查自己的身體，這是我唯一能做的。比起事後的難過，更重要的是珍惜；人都是來來往往的，最重要的是這個人的來去有沒有在你的生命中留下一點影響與印記。這也不禁讓我想到，是不是每個人都要經過那麼多次的離去，才能漸漸理解到生命的重量不是指對生命本身的衡量，而是在於把這樣的生命發揮得如何，過得如何的道理嗎？

真心希望，每個因為生命的離逝而憂傷的靈魂，都能有人告訴他們生死必經，那些走的人絕對知道你們的難過。別擔心，他們的生命已經影響了你的生命，你的存在也早已對他們的生命產生意義，他們只是換個方式活在你的生命中而已。

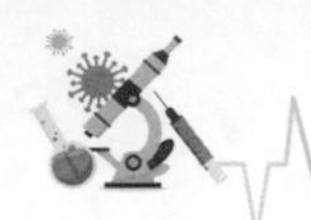

家庭中的醫病關係

Yun

醫病關係，指的是醫生和病人之間的互動，在現今醫療倫理中，它是醫生和患者溝通的基礎，而這和家人間的相處模式也有很大的相似性。

除了醫生和病人之間要有良好的溝通，我認為溝通在家庭及人際關係中也是一個非常重要的課題。以家庭方面為例，爭吵在父母之間或是和孩子之間很容易出現，有時候可能是因為經濟方面的收支或是家務的分工，但在我家最常出現的是生活習慣和價值觀的不同。

我的父母感情其實不好，從我有記憶以來爸爸和媽媽之間的相處模式不是沒對話就是說沒兩句就吵上，這不只是因為兩人的個性上不合，其實連做事方式也大相逕庭。爸爸的個性隨隨便便，做事慢吞吞而且常常交代的事情都沒記進腦子；反觀媽媽雖然屬兔，但卻是個嚴謹的母老虎，做事講究效率和速度。這樣一看就知道兩個人本來就不適合，但是迫於當時有結婚壓力才勉強在一起的，而這種不上不下的模式也就這樣一直尷尬地持續到現在。我和姊姊就是扮演兩人的傳話筒長大的，雖然難免會對這種夾心餅乾的身分和異於他人的家庭氛圍心煩，但是我們也沒人企圖想做出任何改變，久而久之，我們也就習慣了這樣奇怪的家庭模式。

爸爸做過太多惹到媽媽的事情了，就舉個最簡單的例子來說吧！每到五月就是繳費的季節，媽媽總是繳費單送到家裡就是要迅速把它解決掉，以免超過時間或是有什麼突發狀況；而爸爸則是秉持著能拖就拖的習慣，凡事都要到最後一刻才要做，有時後更會拖到過期才做。可能會有人覺得奇怪，父母吵架不應該都是離婚收尾或是道歉了事嗎？怎麼會有這麼詭異的家庭氣氛？前者的理由我也不清楚，但絕不是因為愛什麼的；而後者就跟普通吵架一樣，比較像是一方單方面的生氣，而另一方則是永遠不清楚自己做錯了什麼。至於不說開的理由應該是因為媽媽有個固執倔強的牛脾氣吧！

除了大人和大人之間的爭執，大人和小孩之間也會有衝突點。很多時候大人總是會用關心或是叮嚀的口吻告訴孩子應該怎麼做，其實多數時候這在孩子耳裡是刺耳而且聽不進去的，反而容易適得其反造成孩子生活中無形的壓力，所以家人之間更應該好好溝通。

在家裡，我們很常和家人起衝突，我認為這是源於家人之間的不理解。和醫病關係一樣，維持家庭的和諧關係同樣需要互相的理解和妥善的溝通，還要有適時的「換位思考」。以現在 3C 產品氾濫的程度來說，手機的使用時間變成父母和孩子之間的爭吵點。尤其是媽媽會特別常說：「別再滑手機了！」「要滑到什麼時候，都不用讀書了嗎？」同樣地，父母的出發點是好意的，他們希望自己的孩子可以好好讀書，而不是浪費時間去滑手機。但是父母稍微口氣強硬的話，在孩子耳裡就變成了教訓和責罵，自然而然地會選擇關閉自己的耳朵或是大聲地反駁。這時就需要互相溝通及換位思考，父母沒有關心孩子為什麼要做這件事，反而都只看到結果；他們只知道孩子在滑手機，卻不去理解他們為什麼要這樣做。

反觀孩子的立場，孩子不理解為什麼他們每做一件小事都會換來父母的喋喋不休，他們也很難去理解父母叨念的背後意義。這樣相愛相殺的關係會持續到孩子長大，雖然之後發現了父母的苦心，但是在孩子的成長過程中肯定會有些許影響。但是即使做到相互理

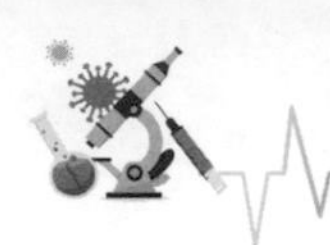

解還是不夠的，意見相左和想法不合的情況一定會出現，這時就需要時間的磨合。但說實在話，如果兩人都無法互相理解的話，也只能習慣這種不了解彼此的關係，畢竟，強加自己的想法在他人身上是最爛的做法。

「醫病關係」其實可以算是家庭關係的放大版，但卻比家人間的關係更難懂，因為不是朝夕相處的關係，所以「換位思考」的難度升高，但是需要適時的溝通理解和同理心是不變的。當醫生能站在病人的立場去思考，就能達到醫病關係的和諧和平衡。

用心溝通

蔡雅惠

去年，我還是個大一生，有一堂課讓我印象深刻：服務與知識實踐。這堂課的內容是首先將學生分成好幾組，每個禮拜我們要到地區的腦麻協會，帶著患有腦性麻痺的學員們一起同樂且伸展筋骨。每一組都要準備一個小話劇，表演內容的呈現主要有一個情境與故事背景，大致分成三段：開頭跟結尾是暖身運動；中間則是主要的伸展運動。不是負責當週表演的同學，要到台下輔助學員們一起做動作。因為他們多半是沒辦法好好地依指令做出動作，有些學員是有自閉症的，所以他偏向把自己關在自己的世界，不在乎周遭發生什麼事。因為腦性麻痺會有一些神經肌肉的損傷，伴隨一些機能障礙跟多重功能障礙；肌肉痙攣是常見的類型，肌肉呈現高張力的狀態，肌肉緊繃就很難做出大幅度的動作。

作為台下的隊輔與身為台上的表演者，兩者的感受是截然不同的。在這兩種不同身分中，我都學到了很多，當隊輔遇到的挫折是我帶領的學員不太想理我。因為她本身比較怕生、害怕人多的地方，因此我和她就在其他間教室裡面玩串珠子，一開始她連正眼都不願意看我，但我會在一旁稱讚她珠子串得很漂亮、做得很好！可能是感受到我的善意，她逐漸展開笑顏，嘴裡唸著「天黑黑、怕怕」等重複的字詞，在旁人聽來也許只是沒有意義的詞語，但在我心中可是激起一陣陣浪濤，是她願意對眼前這個陌生人的我敞開心房的開始。

碰到另一個個案是在我們帶著他做伸展動作的時候，他會不時

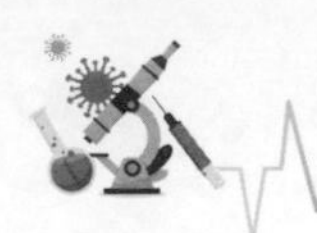

地就放鬆身體的力量直接躺在地板上，這讓我感到措手不及，我和同學盡量鼓勵他要坐起來欣賞我們精采表演之類的話語。當下大家都有點力不從心跟沮喪的感覺，因為是第一次碰到這種情況，而我們也沒辦法讓他一直配合我們活動的動作。後來經過照顧員仔細又清楚的解說後才知悉個案的狀況，同時也知道照顧員是很用心地在跟個案相處，把他們當作自己的家人來對待。每個人有什麼習慣，喜歡做什麼休閒活動，照顧員們都一清二楚；而我們只是跟個案短暫的接觸，他們自然沒辦法完全放心地跟著我們一起伸展肢體，所以肌肉會呈現較緊繃的狀態。倘若換作是我，我也不喜歡這樣的互動，只是他們比較不會表達自己的想法罷了。

在課堂當中，我了解到休閒活動對腦麻個案是非常重要的。協會的志工們會讓學員們培養一些興趣，藉由休閒活動讓自己沉浸在那個氛圍中獲得放鬆。這點是所有人們都需要的，只是腦麻個案需要擁有更多時間去從事休閒活動，無法想像他們如果沒有休閒活動，日子會有多麼枯燥乏味；生活還是需要一些調劑，才能更有動力面對每一天的挑戰。

輪到我這組上台表演時，才真正感受到台上十分鐘，台下十年功的精髓。因為表演是要讓大家一起同樂，有很多事情是需要被留意的，例如：選用柔和的音樂，以減少學員情緒起伏過大或無法乖乖配合做動作；採用的動作必須要簡單好上手且有效伸展肌肉跟骨骼；適時穿插一些小活動，讓大家上台一起享受過程。讓我最印象深刻的一幕就是我們有一個橋段是由隊輔們帶著自己的學員依序排隊穿越並且撥開我們製作好的道具(塑膠袋製成的海帶群)。在穿越過程中看著那些行動不便的學員一步一步緩慢地走向目標，盡自己最大的努力去撥開道具，更聽見同儕們與其他學員們大家一起同心為正在撥海草的人加油。完成的同時彼此互相祝賀，此時的我心中感慨萬千，這是我見過最美的一幅畫面：每個人都是真誠地為對方加油打氣，沒有絲毫猶豫，只希望自己的加油聲能帶給對方信心和勇氣來面對迎接而來的挑戰。反觀在我們日常生活中，有多久沒有以這麼真切的鼓勵來替代責備，很多時候在處理事情的時候，常常被第一時間的情緒所影響，而說出了傷害別人的話。正因為我們知道比起謾罵，鼓勵更能對這些腦麻的孩子有所幫助，所以都會盡量稱讚鼓勵他們。但倘若我們能多學習以鼓勵代替責備來對待每一個人，相信這個世界會少一點爭吵，多一份美好。

作為未來的醫護人員之一，這堂學期必修的科目，也為我上了人生的一堂課，了解到人際的溝通互動是需要花一輩子去學習的。除了在求學過程中跟同儕的相處，每個人對一份報告的看法都不同，藉由說出彼此的想法，大家一起討論各項利弊，最後達成多數人的共識。出社會工作以後，會遇到許多形形色色的病人跟家屬，在雙方的互動過程中，我們都需要耐心地傾聽且用心地跟對方溝通，才能有良好的醫病關係。

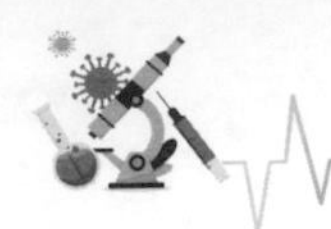

生活中的英雄

Yu

在閱讀完一整本的敘事醫學與反思的相關文章後，我對醫療相關人員的了解又更加深入。過去我總是站在旁觀者角度看待新聞上的一些爭議，對於事件當事人的反應常會有諸多的不解和疑惑，可是這些文章卻讓我在幾分鐘之內走進了另一個人的人生，從不同角度認識到人們的心境，也更能去理解及體諒。其中，這麼多文章裡最讓我深刻的是對於醫生的心境描述以及被討論多次的 DNR 議題。

> 然而，老師卻沒教過我們，當面對醫療極限，病人救不回來了，要怎麼辦？怎麼心理建設？讓自己坦然面對病人死亡？怎麼跟家屬說：「我們盡力了，但是病人已經回天乏術」。[1]

每當身邊親人身體出現狀況時，在面對未知，我們會尋求醫生的幫助。醫生就像是家屬的救世主一樣，是一片慌亂中的主心骨；對於家屬來說，彷彿只要他們在，一切就會沒事，就有人能告訴他們，接下來該怎麼辦。可是說到底，醫生也和我們一樣，不過也是個平凡人而已，會有開心、疲倦、悲傷、無措的時候，在閱讀過這些選文之後，也是我第一次了解到醫生們的內心。在之前，醫生對我來說，是神聖的，能拯救生命、打倒病毒。當生理上好像有什麼

1 《第一次面對死亡・生死謎藏：善終，和大家想的不一樣》。35-39 頁。黃勝堅著。大塊文化出版，2010。

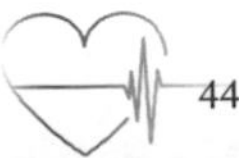

樣的不安，便直接找醫生解決，似乎這樣就能得到一個最好的解答，不曾去想過，那麼誰去告訴醫生們，現在該怎麼做呢？很多生離死別的危急時刻，可能性這麼多，可能引發併發症，可能判斷錯誤，可能是資料中怎麼也找不出的問題。一條生命就掌握在醫生的手中，這份沉重，或許只有他們能感受的到。

在文章中曾經看過一句很深刻的話語：「病人，不只是數據、超音波、病理報告的結合，而是一個有喜怒哀樂，在家庭、在社會中活生生的一個人。」[2]一條人命是如此的沉甸甸，包含了長久的一生和複雜的親情關係，他的消逝會有多少人傷心？又會有哪個家庭破碎？可能窮盡一生我都無法去釐清這複雜的一切，更無法去為一個人的人生做重大決定；可是這樣的日常，卻天天在醫生的工作環境中發生。每天都在面對各種各樣的人生，除了醫治患者病情，還得面對那些或許是淡然看待，或許是心慌意亂，或許是憤怒，或許是不願相信的病患家屬。當病人病情危急的時候，有時甚至等不到家屬的回覆；當下，就在這一秒，醫生就得決定，接下來該怎麼做，要將患者救下來嗎？要使用這種治療方式嗎？誰又能教會醫生們，該怎麼做才好呢？賺再多的錢或許都比不上肩上那沉重的負擔。人的心真的會麻木嗎？我也不知道，不過這種沉重感感覺就像一道坎，跨得過可是忘得了曾經的深刻嗎?

每當再次看見家屬因不滿而毆打醫護的新聞時，我總是感嘆，這就像一個個難解的題一樣，每個人都有自己的傷痛，可是誰又活該得承受這一切的呢？再多體諒一點，醫病的關係是否就能更好呢？防疫的現在，我們總說著對醫護如何感謝、怎麼敬佩，可是疫

[2] 《第一次面對死亡・生死謎藏：善終，和大家想的不一樣》。35-39 頁。黃勝堅著。大塊文化出版，2010。

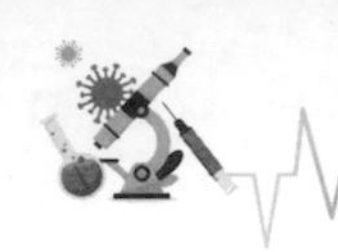

情過後，醫護仍會堅守在他們的崗位上，做著他們該做的事，到時候，我們是否依然能對他們多一點友善呢？

> 面對一樁即將的死亡，誰最重要？是病人？還是其他世俗面子問題？醫療團隊面對醫療極限的時候，能勇於對不應該做的事，坦蕩蕩的跟家人說「不」嗎 ？[3]

當面對死亡時，什麼是「對」？什麼是「錯」？這是一個難解的謎題，究竟「對」是什麼？「錯」又是什麼呢？誰能給出一個解答？當醫生評估患者已經沒必要再接受更多醫療行為且患者也已簽署 DNR 時，面對家屬的強烈要求，醫生又該如何做下決定呢？又或者情況相反過來，當患者已簽署 DNR 且家屬也表明不願親人再受苦，可是醫生卻認為患者是還有希望的呢？

雖說能夠理解醫生和家屬的心情及考量，不過這也不禁讓我反思到：當一個人的人生走到了最後，他享受了他該享受的人生，想帶著富足的身心靈為這段生命畫上句點。他簽署了 DNR，給自己的親人及醫生預立了自己的立場，可是卻仍因為後輩的不捨或者利益拉扯，推翻其之前所簽下的「放棄急救同意書」，被迫帶著殘破不堪的身體，痛苦地倚賴維生器材活下去……一個人的尊嚴難道就這麼不值嗎？連自己的最後一刻都不能掌握在自己手中，又或者該這麼說，活著的人難道就比瀕死之人還高人一等嗎？誰又有這個權利決定他人的生死呢？這是他的人生、他的結束，永遠不會是其他人的。

我們都仍在學習，學習如何面對「死亡」，學著如何面對活著的每一天，學會理解學會體諒，學著面對生活中許多無解的難題。

---

[3] 《生死迷藏 2：夕陽山外山》。黃勝堅著。大塊文化出版，2011。

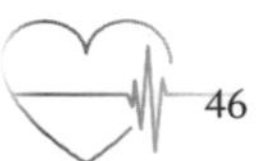

我認為沒有誰才應該是文章裡的大英雄，平時身邊默默付出的醫護們，他們就是我最好的醫學人文典範，也希望仍有更好的制度或法律，去保障他們的工作環境。

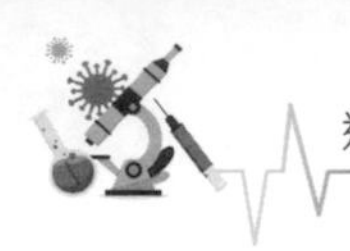

休克後的重生

劉佳如

《休克》作者歐迪許（Rana Awdish）本身為美國某醫學中心加護病房主治醫生，醫院對他而言是再熟悉不過的地方。然而當他突然因為一場大病，在加護病房進出多次，走過生死關頭後，他不得不放下原先醫生的身分，醫院卻轉眼變成一個既陌生又疏離的地方。歐迪許醫師透過一個病患的視角，重新審視自己過往作為一名醫師時，那些缺乏同理心的言行舉止，也重新定義了「醫病關係」，更成為引領醫界改革的先驅。這波革命，不是器物層次的進化，也不是技術方面的進步，而是心理層面的革新。

透過作者的生命故事，我發現其實我們的醫療環境並不友善。即使是在像台灣或美國等醫療體系發展十分完善的國家，仍然在許多地方我們並沒有站在使用者（病患）的角度設想，依舊沒有離開自我中心思想的模式，於是常常造成社會資源浪費，然而病患根本的問題沒有被完善解決的窘境。

首先，在這本書中我們可以不斷看到醫師們在討論病情的時候，不論是正經的研討或是輕浮的嘲諷，都直接在病患的身邊直言不諱。的確，對於某些病患而言，在徵得他們的同意之後，告知他們的病情是合理的；然而，我認為不論病患的病情如何嚴重，即使他們可能達到了醫學定義的「無意識」狀態，我們仍必需尊重他們是完整的個體。既然我們不會隨意在他人面前直接討論或嘲諷他人的隱私，那我們也不應在病患面前恣意討論其病情。其實這個問題已經無關乎醫生的職業道德，這是生而為人的基本道德，是同理心的展現。在看《休克》這本書之前，因為我也深受早期醫師本位的想法影響，其實不太能認同這個觀點，甚至在一開始看到這位醫師提出這個問題的時候認為他太小題大作了。但是後來看到這位醫師的疾病故事、以及看到另一個醫學典範人物作業中有同學分享黃達夫醫師對醫療環境的觀察[1]，才開始慢慢了解到其實身為醫療從業人員，我們的任務不只是要延續病患的生命，更重要的是要真正站在病患的角度思考，以提升病患的生活品質。

其次，這本書中提到了許多震撼人心的場面，像是在搶救過程中的危急、面對臨終病人的無能為力、病人死亡後的沉重等等。在未來，不論我們的職業是什麼，我們都有機會面臨這些衝擊，幸運的是我們有家人可以一起承擔、有朋友可以傾訴，也可以選擇抽離。但是對於醫師而言，他們每天都生活在這種瞬息萬變的環境裡，他們的日常充斥著不安與生死交關的壓力，然而因為他們的身份被大眾賦予期待，他們必須堅強。

在醫師的教育過程中，醫師不被允許示弱或是表現自己的情緒，一旦表現出自己對病患的情緒，就有可能被視為不能勝任這份工作。我可以理解這個原則一開始的確立意良善：它的目的是要避免醫師陷在病患的痛苦中，而無法理性地做出決策；它也同時保護醫師，不會因為病人死亡而一蹶不振；更是要讓醫生在面對危急情況的時候保持冷靜，不會因為自己覺得緊張而讓大家的情緒變得更

---

1 黃達夫醫師曾指出，其實醫院的緊急垂降梯不是一個理想的逃生設備。對一般人而言，垂降梯的確可以發揮它的作用；但是對於因為生病而行動不便的病患，垂降梯完全沒有作用。而醫院正是充滿病患的地方，設置垂降梯著實不是一個理想的選擇。由此可見，黃達夫醫師的論點是真的從病患的角度發想的，而且他的觀察力非常細膩，可以從一些我們看似再正常不過的事物中發現它的問題。

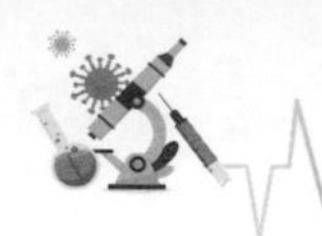

恐慌。但是這也導致了很多問題：病人會覺得醫生很冷漠只是公事公辦；醫生自己更是因為這種壓抑情緒的體制，不知道怎麼排解情緒而崩潰。我發現我們的教育很努力地教導我們怎麼對抗疾病，卻沒有教導我們如何正視疾病帶來的情緒。同樣的問題也常常出現在其他的領域。我想，只要是人類，遇到問題或多或少都會有情緒，如何讓情緒不要影響到重要的決策但是又能對身邊的事物仍然保有同理心，就是我們自己應該要努力的方向。而我們除了要能處理自己的情緒，也要營造友善的環境，讓身邊的同事或朋友都能有恰當的環境表達自己真正的感受。表達自己的感受並沒有錯，也不該被視為懦夫，我個人認為互相交流感受可以更快撫平衝擊，就像是許多教會舉辦支持者聚會或是互助會的原理一樣。

最後，我看到了醫療訊息和權力不對等的情況。正如我先前提到的，早期的醫療環境大多是醫師本位，病患只有陳述自己病症的機會，主要的決策都是由醫師或護理師決定。但是我覺得這是一個彎弔詭的情況：病人是看診時的主體，但是卻沒有參與決策的空間，使病人在醫病關係中處於相對弱勢的一方。作者也發現了這樣的現象：不對等的醫病關係會產生很多問題，例如：病人無法排解因為生病造成的負面情緒；病人可能會在看診的過程中感到壓力而無法完全表達自己的症狀；病人沒辦法和醫生討論療法，因此可能會沒辦法找出最適合自己的療程。甚至有許多研究都曾指出，醫師對病患的態度會影響病患復原的速度和復發的機率。較有同理心的醫師其病人的恢復時間往往更短、復發的機率也更低；雖然確切的機轉還不確定，但許多數據都呈現出極大的差別。

由此可見，理想的醫病關係可以大幅增加醫療的品質，所以建立權力均等的看診環境是必要的。本校的創辦人周汝川博士非常強

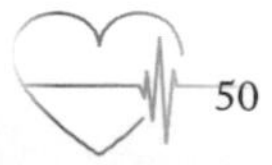

調「醫人、醫病更要醫心。」看診的過程不只是打擊疾病的機會，更是醫生和病患內心交流的過程。那又要如何建立這種關係呢？醫師必須讓病患感受到他們也是參與決策的成員，用開放式的問題引導病患掌握問診的主導權。這樣不只可以讓雙方更了解疾病的病徵，也可以讓病患更願意相信醫師最後的決策，不會一頭霧水不知道醫生在做什麼。

我還記得，小時候我常常因為感冒進出診所或是醫院，醫生都會用他們高超的醫術非常有效率地看完診和開藥。雖然這樣的形象很帥很令人嚮往，但是因為我是一個非常討厭吃藥的人，往往在看完病要吃藥的時候都會和爸媽大吵一架。我秉持著能少吃一顆算一顆的態度，拿起每一顆藥問爸媽：「這有什麼療效？」確定我吃下去的每一顆都是必要的我才願意吃。但是診所的醫生和藥師往往沒有時間、也不一定願意一一和患者解釋每顆藥的作用，所以即使我爸媽拿著藥袋去診所詢問，也不一定能得到答案，最後爸媽還是得翻書查資料才能說服我吃藥。這樣的看診經驗一直留在我的腦袋裡，因為每次看完病似乎都會冒出更多問題，有時候我甚至不知道自己究竟得了什麼病就被強迫要吃醫生開的藥，也讓我沒辦法完全相信醫生的診斷，只要有機會把藥丟掉我一定丟掉，因為我無法相信這個治療對我的病情是有幫助的。因此，在我看到《休克》這本書的這個段落的時候我非常有感觸，作者在病床上感受到的那種抽離感和孤立無援的感覺正是我小時候常常經歷到的。

現在的我雖然還不是一位醫生，但是我深知讓病人參與診療決策的重要性，也會在每次看完病之後巴著醫生問完和自己病情處方相關的問題才離開。久而久之醫生也知道我會想知道所有的細節，所以在看診的過程就說明得很詳細，也因為這樣，我現在可以完全

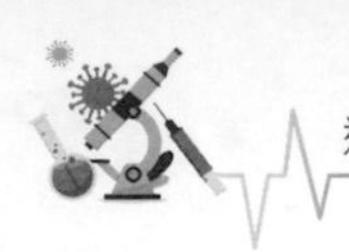

相信醫師的診斷，不會再因為哪些藥看起來很大顆很難吞就丟掉，而是會乖乖按照處方上的指示吃完整個療程。

看完《休克》這本書，我思考了很多之前完全沒有設想過的問題，從前的我以為我對醫療體系夠了解，沒想到還有許多面向是現在的醫護人員時常忽略的。我想，沒有任何一個決策可以滿足所有人(包含病患、病患家屬和醫護人員)或是解決所有的問題，但是我們如果可以用同理心，或是多聽一些有相關經驗的人分享其體會，可能就可以達成一個比較貼近理想的共識。

選擇

Max

我的姨丈是一位腸胃科的醫生，他有三個小孩，從小去他家時，最讓我開心和新奇的就是他那些堆積如山的新型電動玩具。因為姨丈本身就很愛打電動，再加上當醫生本身的收入也很不錯，所以他家總是會有當時最新型的遊戲機，加裝大螢幕來增添遊戲體驗更是不在話下。漸漸地到了長大後，我才慢慢明白，其實姨丈每天工作到很晚很晚，雖然賺了很多錢，但在工作上的壓力卻也是我們無法想像的，而打電動就成了他紓壓的主要管道。但時間一天一天過去，幾年下來工作上日積月累的疲勞，加上晚上熬夜打電動造成的嚴重睡眠不足，他的身體終於也扛不住了。因為姨丈自身專精是於腸胃方面，所以對於自己小小的腸胃不適，其實姨丈常常就是簡單地幫自己配個藥就解決了。確實，很快就得到了舒緩，但沒想到這些他「認為」的小問題，再加上他身體的疲勞已經漸漸演變成為了一個嚴重的大問題了。

一開始姨丈開始出現排便出血的症狀，漸漸地越來越嚴重，後來去檢查才發現已經是大腸癌確診了，並且已經來到第3期。身為腸胃科醫生的姨丈當然無法接受這個打擊，也因此消沉了一段時間，整個身體狀況都變得非常的差，後來經過阿姨的陪伴和認真的照顧，以及其本身在醫學界的人脈，癌細胞的擴散才漸漸控制下來。那段時間我們家也常常去醫院探望姨丈，漸漸地看著他的氣色越來越好轉，癌細胞也沒再繼續擴散到其他器官，甚至到後來幾乎完全康復了，診所也再重新開始營業，只是姨丈看診的時段縮短了而已。

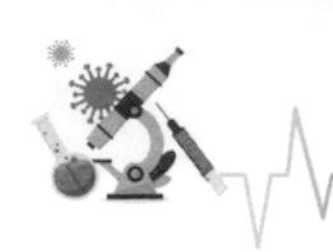

後來的一兩年中，每次跟姨丈吃飯時他都必須做飲食上的控制，太油太鹹等等的都不能吃。姨丈也常常會談到，這幾年來，他們家不止他本人常常跑醫院，包括我的表姐也因為十字韌帶斷裂、小腿肌撕裂等等傷勢而動了大大小小的手術。所以如果哪天癌細胞又復發了，嚴重到需要孩子捐贈器官等等的話，姨丈希望自己的孩子可以將當時的那個手術對其未來的影響以及自己害不害怕等等因素都考量進去再做決定。當時的我聽了覺得非常的不能理解，也沒辦法接受。畢竟是自己的父親耶！哪有不捐贈的理由呢？

說一時遲那時快，不幸地，隔年，因為姨丈自認為身體狀況恢復良好，所以又開始在半夜打電動熬夜，因此癌症又復發了；這次病情惡化的速度比第一次快上許多，很快地癌細胞擴散到了肝臟上，後來嚴重到必需得趕快換肝臟否則會有生命的危險。當然醫院首先就是詢問家屬看看有沒有人的肝臟是適合給姨丈的。三個小孩中檢測出來的結果是第二個表姐最適合捐贈肝臟給姨丈，而她也就是姨丈在之前吃飯閒聊時最常提到最令他心疼的女兒，因為她在這幾年裡一直進進出出醫院手術室，受的苦也非常多。檢測結果出爐後，阿姨詢問了表姐願不願意捐贈肝臟的一部分給姨丈時，表姐的回答卻是：「能不能不要，我不想再痛了，還有弟弟跟姐姐啊，為什麼一定要是我？」

當下，我想任何人聽到這個回答都是沒辦法接受的，甚至有些人會感到憤怒甚至覺得誇張。之前姨丈的同事就私下對她有些不客氣的評論，罵她不懂得孝順，不懂得知恩圖報，但表姐的媽媽卻只是冷靜地說道：「好，我會尊重你的決定。」在後來知道這些事情時，其實我的心情是很複雜的，一聽到表姐的回答時不得不承認，我的想法跟姨丈同事是一樣的，但之後再去反省，在我們評論他人時我們真的知道他經歷了什麼嗎？還是我們只是一味地將自己的想法、自己的標準強加於他人身上呢？在這事件當中，姨丈的同事並不知道表姐經歷了什麼，也不知道姨丈本來就說過，他希望任何人在做選擇時，要為了他而犧牲時，是需要將對自己的影響考量進去的，儘管是姨丈自己的孩子。而表姐當下也只是說了能不能不要，而並不是絕對不要；但卻被一般人解釋為不孝。

當我們在遇到生死相關的問題時，當下做決定的人已經是最兩難的人了，而我們旁人是不是更不應該用我們自己的想法去輕易地評論一個人所做的決定是否正確。

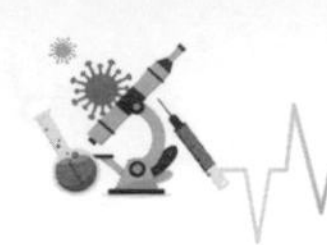

成為我心中的那個你

丁珮萱

我記得小時候爸媽對我的限制很多，在最愛玩的年紀裡，他們總是不准我玩太過刺激的遊戲。幼稚園小孩能玩的我完全不能玩，常常都是待在旁邊和老師坐一起等同學下來。每當同學們下來說：「好好玩喔！」「我完全都不怕喔！厲害吧！」那驕傲及興奮的神情，我心中總是一陣落寞，感覺我無法和他們一起討論、一起玩耍，感覺我和他們不一樣——那時候的我覺得去遊樂園戶外教學是人生中最痛苦的事了。

在求學的過程中，一樣的模式一樣的叮嚀重複又重複，那時候正值叛逆期的我以頂撞的口氣表達了我的不滿。爸媽和我說：「你剛出生後沒多久就生了一場大病，住了好久的醫院，嚇到我們了，醫生說你心臟不好，不能做激烈的運動，連遊樂園刺激一點的遊樂設施都不太能玩，不是不讓你玩，而是怕你出了什麼事。」從他們的神情和言談中透漏出了一點無奈，更深的是擔心——但那時候的我不能理解，我只想和大家一樣：體育課能和大家一起跑一起測800 公尺；和大家一起努力於課後參加練習運動會時的大隊接力；籃球課時我可以盡情地在球場上奔跑，我也想要自己的身體好一點不要那麼常去看醫生。

或許，其實朋友根本不覺得妳和別人有什麼不一樣，覺得妳也是和他們一起奮戰的革命戰友、一起歡笑的好朋友。儘管長久的身體狀況讓我感到很不安又很自卑，我還是盡一切所能地想跟上大家的腳步。

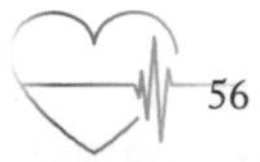

記得從小到大有昏倒過幾次，其中有兩次比較印象深刻，分別是國三和高三壓力特別大的時候，剛好這兩次也是特別嚴重的兩次。

國三那年的某個星期三早上是我固定當交通志工的時段。一如往常地，我幫準備要上學的同學指揮交通，就在結束的前五分鐘，我開始覺得不對勁，眼前的紅綠燈漸漸變成花白一片，一股涼氣從心臟蔓延到我逐漸冰冷的嘴唇，背脊也漸漸開始發涼，直到我意識到這點時，我整個人已經沒有了意識。醒來後，校長和主任蹲坐在我的眼前，幫我叫了救護車和打電話給我爸爸。到了醫院後沒多久，我看見爸爸依舊沉穩地走著路，但步伐和神情中卻多了份焦躁和不安，他不斷地和主任道謝，也陪我度過在醫院枯燥乏味的打點滴時間。停留在醫院的期間，照顧我的主護總會在某個時間過來查看我的點滴和關心我的近況，雖然在醫院護理師都帶著口罩，我無法看見她的全貌，但我卻從她笑彎的眼睛中隱隱約約地看到了她藏在口罩底下的甜美笑容，她用平穩卻異常溫柔的語氣問我：「身體感覺怎麼樣呢？有好一點了嗎？」然後順便檢查我打點滴的地方有沒有紅腫發炎和確認點滴還有持續地在打入。經過漫長的點滴治療，我的體力也恢復了七、八成了。我回答道：「謝謝妳，我覺得我好很多了，好想趕快回到學校喔！想把今天還沒寫完的考卷寫完。」她用不可思議的眼神看向我，問我：「為什麼想這麼急著回學校呢？我以為小朋友都不喜歡上學呢！更何況是寫考卷呢！」我回答道：「我想和大家一樣，在今天就把考試完成，我不想和別人不一樣，我也想當個正常人。」雖然我是以極冷靜的語調講出這些話，但其實內心深處是很酸澀的。

的確，從我小時候身體不好以來，我總覺得我沒辦法和大家做

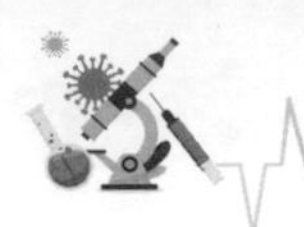

一樣的事，雖然還是有很多好朋友，但長久下來累積的感受，總讓我感覺自己是孤身一人。本來我以為或許她聽完了以後會像醫生一樣，點頭示意自己聽到了，然後再以冷冷的語調說聲：「我會再來看你」便轉身離去。但她卻把我短短的幾句話聽進了心裡，她以堅定的眼神望向我，我能清楚地看到她深淺分明的棕色瞳孔，而裡頭的我正坐在病床上，她溫柔地向我說：「孩子，在我眼中你和外面的普通人沒什麼差別啊！你只是不小心生了一些病，但誰不會生病呢？你朋友心中也一定是這麼想的，他們一定是覺得你只是不小心感冒而已，別擔心，他們還是把你當作好朋友看待，你對他們來說和其他好朋友沒有差別的！」其實，我覺得這些話是我人生中聽過最打動人心的話了。

康復了以後回到學校，看到同學們在我的桌子上以白色粉筆寫滿了祝福。我腦中不停地回放著護理師和我說的話，心中無形的壓力和寂寞也漸漸消失了，胸口感受到心臟溫暖地跳動著，一股暖流就這樣貫穿了我的全身。突然覺得我是一個很溫暖的人，因為有了大家。

隨著我年紀越來越大，也一路順利地升學上去。在這個過程中，我不斷地了解自己，也調適很多，也了解自己得的是一種免疫功能異常所產生的心臟病，名為川崎氏症。在經過好幾年的調理，我的身體也有逐漸好轉的趨勢，身體大大小小的病痛也逐一消失，唯一沒有消失的是當初她那笑彎的眼睛和充滿力量的話語——在高三最關鍵的一年，我在所有的志願格上都填上了護理，我希望自己某天也能成為我心目中那個最優秀的護理師，讓別人的人生裡因為自己而有了一點點的不同！

親情和職場

翁慧婷

我的爸爸，無庸置疑是位好醫師，但是不是一個稱職的好爸爸，我始終無法下定論。

和《無聊的人生我死也不要》中的主角藍尼有著相同的處境，由於爸爸的工作繁忙，我只能自己照料自己，唯一不同之處是我乖乖聽從父母的諄諄教誨，從小就被教育要努力用功讀書，將來才會有好工作和出路——於是我也進入醫學大學就讀，並感到些許的自豪，畢竟進入了和爸爸一樣的醫療相關學系，就能向我最崇拜的人，也就是我爸爸，更靠近了一步。

回憶起兒時對爸爸的記憶，就讓我不禁想起，我曾經有篇作文題目是：我的家人。我曾經寫道：「我的父親，是個人人景仰的醫生，他總是早出晚歸，更有一整個禮拜我都沒看過他，和父親一起出遊的記憶也寥寥無幾，但我還是很愛他。」我的理性告訴我，爸爸不能陪伴我是因為他工作很忙，有許多遭受病痛的人需要他才能活下來，身為乖女兒應該體恤他；但我的感性卻不斷地控訴著，視病如親的他，卻讓一個純粹渴望他陪伴的女兒的期望一再落空，那失落的感受是深深烙印在我年幼的心中無法抹滅的。

兩三年前奶奶身體出了狀況，檢查後得知是心臟衰竭。本應時常回去探望奶奶的爸爸，卻因其醫生的身份而無法花太多心力照料奶奶，雖然能夠體諒他，但我有時會忍不住心想，有什麼事能比家人更重要呢？而諷刺的是奶奶最心心念念的就是她的獨生子，見不到我爸爸就開始上演一哭二鬧三上吊的戲碼，常常鬧得雞飛狗跳。

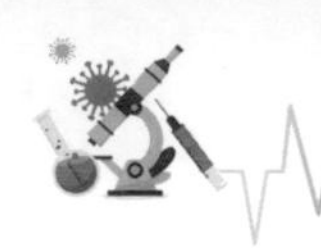

也因為如此，我更不能諒解爸爸，難道從事醫療產業就無法兼顧親情和職場嗎？就在今年，奶奶原本穩定的情況直轉急下，送進急診室之前，她最後的心願就是能見到心愛的家人們，當時媽媽想盡辦法聯絡爸爸，但礙於他當時正在開刀，爸爸最終還是沒有見著奶奶最後一面。一切都來的太突然，就當我原本以為爸爸會因此排開整天的手術時，沒想到他只是獨處了一個小時，便繼續他的工作：巡病房、探望病人等。小時候的我認為這叫冷血不孝順，但如今的我卻認為這是敬業。

那時深陷在失去親愛的奶奶的我終於忍不住開口對他說：「到底是你唯一的家人重要？還是你的醫生頭銜重要？」我用盡身體的力氣對爸爸說了重話，原本想強忍住的眼淚也一顆顆地滑落我的臉頰，這是我第一次也是最後一次的任性言語。當時心智不成熟的我，滿腦子都是該怎麼讓爸爸回頭看看我們，卻忽略了醫生也是人，也是會受傷的，面對病人不能表現出過多的人性情感，不然會使他們感到不安。家就是醫生的避風港，經歷生死交加的情境，家人的溫暖與鼓勵帶給他們隔天投入職場的信心——然而，年幼的我沒有多餘的心力顧慮爸爸的心情，而爸爸也始終沒有開口說話。

也許當我成為一家之主，肩上負擔起支撐全家經濟的職責時，我也不得不向現實低頭，在親人和麵包中取捨。也許我爸爸只是想讓全家人能衣食無虞，同時也無法棄那些等待醫生救援的病人們不顧；那份以醫生為榮的心，是我深入了解醫護人員後，才漸漸能體會的。我在上大學後曾經問過爸爸，當時他怎麼有辦法忍住內心的悲痛繼續工作，他只淡淡地說：「因為我相信妳奶奶會體諒我的。」

爸爸的那句話縈繞在我腦海中。或許是儒家傳統思想束縛住了我，奶奶想必也不願看到她的兒子拋下手邊的病患就只為了所謂的

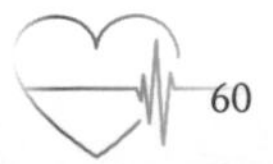

「見最後一面」。遺憾固然存在，但人是無法死而復生的，況且爸爸救的不只是那位病人，更是他的親人，甚至整個家族，我想這也就是支撐他能繼續當醫生的其中一個原因吧！

或者是在這樣的環境下生活，促使我能更加抽離我的立場，分別站在醫護人員和家屬的角度思考，進而成為中間的溝通橋樑。曾經我也是只用主觀印象去下定論，不過在生死離別之中，沒有所謂的對與錯，不同的是各自的立場。醫生們提供專業醫療，而家屬則更看重情感方面，身分遇到衝突時，只要你堅持信念，遇到任何問題都能迎刃而解。

於此同時也助長了我的同理心。在這步調快速的現代社會中，哪怕是只有一個人願意傾聽並感同身受，都有可能讓人脫離最糟的想法。也期許我自己能像我爸爸一樣，一語點醒夢中人，在許多的選擇題中找出自己的答案。

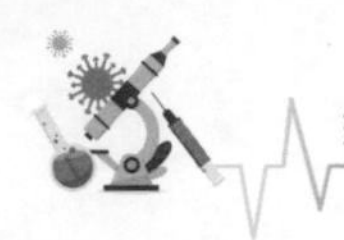

不要著涼了！

小太陽

「又是無聊的一天！」

年僅五歲的我，因為感冒併發急性肺炎，被關在這冷清、冰冷又陰暗的病房，關了好多好多天。就算我的手指頭和腳趾頭加起來，也不夠數我待在這裡的天數，我真的好討厭這裡！每天早上，都會有個長相凶惡、身材龐大的護理阿姨抓我去吃藥、打針。她步履蹣跚，走路總會發出「碰、碰、碰」的聲音，她那生鏽的推車也會發出刺耳的「嘰嘰」聲。那是我在醫院最害怕的聲音，但也是每天一定會聽到的聲音，就像媽咪家早上熱水的沸騰聲。只要聽到那個氣鳴聲，就代表早晨到了，又有一杯溫暖、香甜的奶茶和香味撲鼻的早餐在等著我。至於媽咪又是誰呢？她不是我的親生媽媽，而是我的褓母，也是最了解我的人。當她聽到我罹患肺炎時，她在醫院裡痛哭；而我的媽媽，醫院裡的護理師，則是心疼地抱著我進診療室注射藥物。

不知道為什麼，我的病一直好不了。明明我已經吃了那麼多藥，每天都被壓制在鐵製的診療台上打針，病情也沒有好轉，有時候我甚至連吃飯的力氣都沒有。在病房裡好無聊，除了隔壁發高燒的小弟弟和他奶奶外，我都沒人可以聊天。偶爾，媽咪會來看看我。她每次來，都會帶著一鍋熱騰騰的地瓜稀飯。很奇怪，那以前明明是我最討厭的食物，但現在我卻恨不得每天都能吃到它。我真的好想回家，我想念我的小床，我的玩具朋友們，還有媽咪、媽媽會來接我出去玩的假日。我也好想我的媽媽。明明我們那麼近，我卻看不見她的蹤影，只能看到和她穿著一樣服裝的護理師們在醫院的走廊穿梭。

我曾經問過媽咪，為什麼我在醫院都看不到媽媽？我一直以為如果我住在醫院裡，就能跟媽媽相聚，就像假日一樣。但，媽媽根本沒來看我，只會請她的同事轉交紙條給我，內容總是問我好不好？有沒有不舒服？我真的好想媽媽，尤其是看到隔壁小弟弟被他媽媽抱在懷裡的時候；我聞到的不是媽媽身上熟悉的香水味，而是一陣陣痲痹我感官的藥水味。

這天，媽媽的同事又捎來媽媽的紙條，坐在冰冷病床上的我，越看越傷心，眼淚不爭氣地流出來。我憤而把紙條揉成紙團，丟到地上，手上的點滴也被我扯下。在一陣哭鬧下，早上被強行餵食的藥也隨這場鬧劇一併吐了出來。「媽媽，你是不是不愛我？」眼皮一闔，我昏了過去。

現在是凌晨四點。當我睜開眼，我終於看到我的媽媽。她面容憔悴地趴在我的床邊。她的黑眼圈好重、頭髮也不像以前那樣整齊，素白的手上滿滿的傷，那是手套裡的白粉和各種消毒藥水的痕跡。我心疼我的媽媽，但我還是很難過，直到——

三十年過去了，下午四點，我趴在我女兒的病床邊。我的女兒和我小時候一樣得了急性肺炎，目前正住院就診。而我，則是這間醫院的治療師。不久前，我還在為個案小朋友進行復健，課程一結束，我立刻趕回我女兒的身邊。一踏進病房，我的女兒和那時的我一樣，鬱鬱寡歡地看著我，質問我是不是不夠愛她？但這時候的我，只想好好抱著她，看看窗外的夕陽。「晚霞因短瞬而美麗」，就像我和女兒的相處的時間，一樣珍貴，一樣美好。明明也是待在醫院裡，我卻因爲工作而沒辦法關心我的摯愛；明明待在醫院裡，我卻沒辦

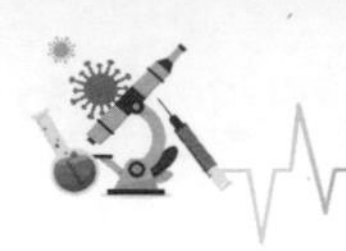

法治療我心愛的孩子；明明待在醫院裡，我卻沒辦法像媽咪一樣，帶著一鍋熱熱的地瓜稀飯，靜靜地陪在生病的孩子身旁……。

「不要著涼了！」媽媽輕聲地說。原來，媽媽早就醒了。她用粗糙的手，溫柔地摸摸我的頭，那是使我安心的魔法。這天，凶惡的護士也沒有出現，只有媽媽和媽咪捎來的地瓜稀飯陪著我。媽媽其實每晚都默默地陪在我身旁。僅管她接著有手術要準備或是要繼續輪班，她依然每晚都會來看我。媽媽請同事捎來的紙條，也是她趁百忙之中抽空寫的。媽媽的責任感很重，除了我、家庭外，她還要照顧好多好多的病人。媽媽很堅強、很努力，就像現在的我，她即使工作再累，只要一有空閒，便會把握時間去看看我心愛的女兒。

「寶貝呀，不要著涼了，媽媽帶了熱熱的地瓜稀飯來囉！」我輕輕地說，手溫柔地摸摸我女兒的頭髮。她的雙頰依舊紅潤，眼神也清澈了許多。「媽媽，陪我到太陽公公下山好嗎？媽媽不要跟太陽一樣不見，就陪在妹妹身邊！」我的寶貝呀！媽媽沒辦法像天使一樣陪著你，因為媽媽還有很重要的任務，還有好多人需要媽媽。所以，你要學著照顧自己，以後，跟媽媽一樣好嗎？一起照顧生病受傷的人們，讓他們一起欣賞美麗的夕陽吧！

正面的態度

劉芃忻

我的阿嬤以前被診斷出罹患了<u>帕金森氏症</u>。會說「以前」，是因為她已經離開了。而我對這段回憶除了傷心，還有許多反思。

那時我才國三，對病痛還有生離死別並沒有什麼了解，只知道阿嬤從不知何時開始身體變得虛弱、肌肉無力、記憶也已衰退，看了醫師才知道是帕金森氏症。目前對於帕金森氏症無法完全治癒，只能用藥物、手術和跨領域整合治療來緩解其症狀。突如其來的消息讓我們家不知所措。但是我從不同醫師身上知道治療帕金森氏症有兩種方式：我們可以負面消極地治療，也可以正向積極地去治療帕金森氏症。

阿嬤發病一開始，我們都以為她只是跟一般的老人家一樣，變得健忘了，肌肉萎縮所以動作緩慢了。直到她會忘記自己是否吃過飯而又準備第二次晚餐、不能叫對我的名字，我們才發現事情的嚴重性，趕緊送她去醫院。沒想到，醫生一臉不以為然地說：「這就是帕金森氏症啊！我會開一些藥緩解她（我阿嬤）的症狀，記得幫她把藥分成 7 天份，哪天該吃什麼都寫在藥袋上，下個月要回診喔⋯⋯。」明明那麼嚴重的事，在醫生眼裡卻是如此家常便飯，用開藥就能打發，這讓我十分茫然。就這樣，每個月重複領藥的動作，可是過了好幾年，阿嬤的情況仍然漸漸惡化著。

突然在一個星期天下午，阿公打來一通電話說，阿嬤跌倒了起不來。爸爸飛奔似地到了阿公阿嬤家，才發現阿嬤沒有受傷，只是已無力氣自己爬起來。於是，阿嬤又被送進醫院讓醫生判斷受傷的

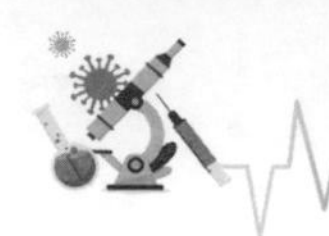

嚴重程度。這次醫生說阿嬤的症狀已經到了藥物難以緩解的地步，他也無力解決。這對我們來說無疑是丟了一枚震撼彈，雖然深知這麼一天會到來，卻沒人想過會如此地快。長輩們討論了很久很久，最後終於決定不要再讓阿嬤舟車勞頓，所以不去大醫院，改至住家附近的小診所回診就好。

沒想到這麼一換，就改變了阿嬤最後一段生命的深度，也改變了我對生命的看法。原本以為到診所跟醫師解釋完這麼多(吃許多藥也治不了、肌肉萎縮太厲害走不動但又不喜歡別人扶、胃口變小導致營養不良身體瘦弱……)，醫師會因此不想太認真看診、認為既然救不了就大概看看就好——沒想到醫生很有耐心地問了整整十分鐘的問題，甚至發現阿嬤胃口變小的一部分原因是因為嘴部肌肉萎縮讓吃東西變困難而引起的。那次看診，醫師花了幾十分鐘，仔細、溫和且語速緩慢地確認了阿嬤的病況還有她的感受，尊重她吃素並告訴她和我爸爸哪些食物夠軟、有足夠蛋白質(阿嬤最缺乏的營養素)，還因為她吞藥困難而關心鼓勵她。最後，醫生提醒在場所有人，照顧阿嬤一定會累、會煩、會想抱怨，但是阿嬤才是最累的。如果在照顧阿嬤的時候帶有情緒，那阿嬤只會不敢說出自己的需求和不適，增加她生理以外的心理負擔。

往後的日子裡，醫師看診成了家裡照顧阿嬤的長輩們(包括爸爸)的放鬆時段。每次阿嬤進了診間，笑容就會爬上她的臉龐，她也會開始和醫師話家常，說她吃到什麼好吃的、看到電視上哪個節目很好笑。儘管阿嬤說話已經漏風不清楚，醫師也會很努力、很專心聽，然後笑著說他下次也要吃吃看或閒下來看電視。那陣子，是阿嬤身上病痛最多，卻也是笑容最多的一段日子。

當醫生不只能治療人的身體，也是能治癒人心的吧！一開始我

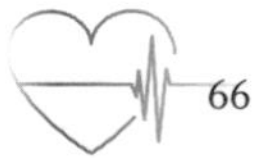

們遇到的大醫院醫師似乎看慣了這種場景，所以語氣平淡，看診像是制式化的公式；而小診所的醫師就算面對無法治好的病症，仍然陪伴病患，做到心理的關心。我真的很慶幸，阿嬤能夠遇到這麼好的醫師，在最後一段日子裡給她心靈支持；也很慶幸我能親眼看到這種醫師，並且有了努力想學習的典範。我認為，大醫院的醫師原本應該都是有這種自我期許的：要好好治療病患並且關懷到其身心靈；但是每日的忙碌，可能把原本的初衷都給消磨殆盡了。這是件很讓人難過卻又無能為力的事情。

我想，就算面對治不了的病症，病患的生命質量仍然很重要。醫護人員還有未來的我們不該因為疾病而變得負面消極，因為病患和家屬是會受到醫護人員影響的；醫護人員的一舉一動都可能是病患和家屬的精神寄託。我想以此警惕自己，無論現在遇到什麼困難、未來遇到任何病症，都要記得正面地面對。

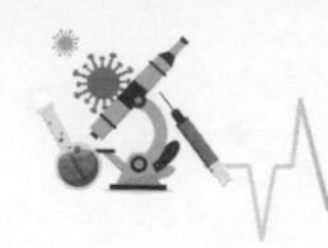

那些・熟悉

自動門打開後直直地走進熟悉的醫院，順著逃生指示燈的方向走到樓梯間，接著上樓梯到二樓後左轉再右轉，便來到我最熟悉的耳鼻喉科門診等候區。從我有記憶以來一直持續到現在，每半年我都會來到這裡看診，從一開始的陌生到習慣，從一開始的強烈排斥到現在的釋然接受，這條我閉上眼睛也能正確抵達目的地的路徑記錄了我生命中最重要的小事。

「先天性高音頻聽損」是我被診斷出的病名。雖然是聽損，但因為是中度，還聽得見大部分的天籟所以萬分慶幸；雖然是聽損，但因為是高音頻而非中低音頻所以銘感五內(每一種語言都有它的獨特的聲音頻譜，若是對該音頻的接收有障礙，對其對應的語言的感應力就會降低，中文及大部分的語言屬於低頻頻譜，不過英文算是高頻頻譜，所以我學英文聽力學得很吃力)。不過就算是這樣我還是得定期去醫院追蹤聽力，避免突如其來的病情異動。在我幼稚園以前是以「聽覺電生理檢查」方式檢查聽力，我只要躺在床上戴上儀器睡一覺起來就結束檢查了。也因為處在懵懵懂懂的年紀，所以我基本上不太會直接面對醫事人員，父母在檢查過程中總會陪伴在我身邊；不過在我上國小後改做「行為式純音聽力檢查」之後，我第一次直接面對醫生和聽力治療師。

「行為式純音聽力檢查」的檢查方式是我必須坐在一間隔音室當中，聽力治療師會為我戴上耳機並給我一個按鈕，接著治療師會到隔音室外操作面板讓耳機中播出不同分貝和頻率的聲音，一旦我

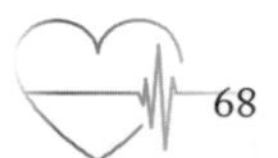

聽見了聲音就按下按鈕。檢查通常會持續十五分鐘左右，治療師就坐在和我相隔的一面玻璃前看著我並適時用麥克風向隔音室裡的我下指示。從我有記憶以來幫我檢查的聽力治療師都是同一位，除非有代班的情況會換人但通常也不常見，十多年如一日，每次檢查我都會看見那位長髮披肩的年輕女治療師，帶著冷漠又不耐煩的表情注視著我，用冷冰冰的語氣讓我依照其指示行動。

對年幼的我來說，一個人單獨坐在燈光昏暗的隔音室裡，整間診間裡只有冷酷的治療師和我，這樣令人窒息的狀況讓我非常不安，而且我很害怕自己的聽力又會惡化，所以總是很認真地去傾聽耳機中的聲音。像這樣高壓的檢查方式讓我總是處在焦慮又敏感的心理狀態，我非常厭惡這樣高壓的檢查方式，尤其治療師漠然的態度無法讓我放鬆地接受檢查，所以每次到定期做聽力檢查的日子時，我總是很排斥前往醫院。不過最後我還是會乖乖地去接受檢查，原因是雖然有一位讓我用盡全力拒絕的治療師，但也有給我勇氣和力量的醫師。

在做檢查前醫師會先看診面談一小會，待治療師幫我做完檢查之後會把報告列印出來送去給醫生做分析診斷，而我會和父親一起在另一間診間聽評估報告。幫我評估的醫生也一直是同一位，十多年如一日，每一次都會帶著和藹的微笑用親切的聲音向我解釋，縱使我其實聽不太懂他說的意思，他還是會盡量用最簡單的方式讓我了解我自己的狀況。那雙即使戴著眼鏡也遮不住的笑眼，溫柔又沉穩；即使戴上口罩也擋不住的聲音，讓我不安的心安定下來，給予我勇氣。雖然在做檢查時的那段時間裡很難熬，不過因為那位老醫生使我在檢查的開始和結束前的心情一直是放鬆且自在的。

當我越長越大之後，面對著曾在我小時候給我莫大力量的老醫

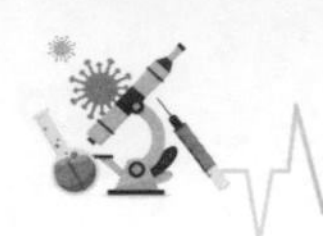

生，我感受到的是排山倒海而來的欽佩之情，身為一名醫生一年要面對成千上萬個病人，難免會出現疲倦和厭煩的表情。治療是醫生的義務但面對病人抱持良好的態度是醫生的修養，不能勉強和強求。但老醫生經歷過這麼多年的時間仍然能保持初衷，給予病人和家屬溫暖和安定心靈的力量，實屬不易；而面對著曾經讓我如此抗拒的治療師，我變得不再害怕但也不會厭惡。日復一日重複的工作容易讓人麻木：做聽力檢查大部分的時間是在操作儀器，非必要其實不太會和病患做太多的交流；時間流逝之後可能會漸漸淡忘和病患溝通和表達的能力。我相信她也曾擁有親切待人的時候，但現實將她的熱情消磨殆盡；然而那份專屬於自己份內的責任和義務她仍牢牢記著，依舊認真地做著她平淡而毫無變化的工作內容，為此她的付出和努力不可抹滅。

記錄著我人生中百分之九重要一站，這間熟悉的醫院裡，熟悉的笑臉、熟悉的冷漠，將會持續下去。

這就是家人

李宜洛

自從我有記憶以來，阿姨對我們家非常照顧，時常會拿水果、食材還有點心零食等給我們。雖然如此，但由於她刀子嘴豆腐心的性格讓我有些怕她。高中時，由於學校鄰近阿姨家，所以我就開始了和阿姨一起的生活。一切都很順利，課業、人際還有跟阿姨的相處模式，正當我以為日子就會這樣平靜地過下去時，一通電話打破了一切。

「醫院說，他今天沒去洗腎，也連絡不到他。」

那個「他」是阿姨的丈夫，也是我名義上的姨丈，但我卻對他沒有任何的記憶。因為早在十年前，因為他長期對阿姨跟他們的孩子精神暴力還有肢體上的家暴，他們已經分居了。阿姨跟我說他們分居後沒多久，姨丈便被公司辭退，在那之後他就長期酗酒，最後罹患了酒精性肝病需要長期洗腎。那天本該是姨丈去醫院的日子，但他沒有出現，醫院也連絡不到他。接到電話後我們馬上驅車到姨丈家，大門深鎖，我們只能借鄰居的陽台爬過去。打開陽台落地窗後，那副景象我一輩子都不會忘，姨丈赤裸著上身倒在了浴室前面，面朝下，對我們的叫喊聲毫無反應。

詳細的情況阿姨沒有跟我多說，我只聽到了醫生說腦缺氧導致昏迷，基本上不會醒了。由於他們尚未離婚，阿姨仍是簽下「拔管同意書」的第一順位。她看著那張紙良久，最後只是搖搖頭，將那張紙收進了包包，沒有簽下。

其實不是阿姨放不下、捨不得，而是姨丈的兄弟姐妹們威脅阿

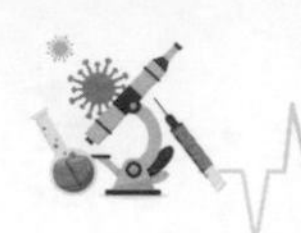

姨不准簽，由於保險受益人的第一順位是子女跟配偶，所以他們基本上拿不到任何保險金。他們威脅阿姨要更改保險受益人，不然就要告她。他們說這幾年阿姨對姨丈的不管不顧就是為了要領這保險金；說阿姨當年受的家暴和那些委屈都是自導自演；說阿姨故意在小孩的耳邊說他們一家人的不是以及挑撥離間。那時候，表哥跟表姊正在準備大學學測和公務員考試，所以阿姨沒有把這些事跟他們說，怕真的打起官司而影響到他們備考所以沒有簽下「拔管同意書」。但盡管阿姨已做出退讓，那群人仍然時不時地打電話騷擾她。

事情就這樣一直僵持著，姨丈在那之後又出了幾次的狀況，但在急救之後又被救了回來，身上的管子也越來越多，阿姨的氣色也因為長期的勞累和睡眠不足而越來越差了。那些親戚不願意花錢請看護，他們覺得照顧姨丈是阿姨的責任，要她自己負擔費用，而阿姨也沒有多餘的錢能雇用一個人了，所以她每天晚上下班後就得直奔醫院，獨自一人照顧著他。

那時候很多人都叫阿姨放手了，不要再繼續折磨自己，保險金也不要拿了，但阿姨仍繼續著這樣的生活。我想，她應該是想把保險金當作是一個精神補償吧？補償那些年她所受到的傷害，那些年她所錯付的青春。媽媽跟我說，在阿姨跟姨丈還在談戀愛時，阿姨的臉上永遠有著幸福的笑容，就算偶爾吵架了，也能很快地和好如初。我無法去想像，當初口口聲聲說喜歡她、愛她的那個人，在結了婚、有了兩個孩子後，竟然會對她拳腳相向。而姨丈的兄弟姐妹們亦然：身為手足、家人的他們，竟然會因為那區區幾十萬的保險金，讓他們的家人毫無尊嚴地躺在病床上，甚至不願意一起出錢請個看護來照顧姨丈。我無法想像他們對自己的手足會如此的殘忍狠絕。在姨丈經歷了第四次的急救後，阿姨終於簽了「拔管同意書」。

在喪禮上，姨丈的親戚們「不負眾望」地跑來鬧場，在他們手足的最後一段路上大聲嚷嚷著保險金，我到現在依然記著他們醜陋的嘴臉。

我也有一個妹妹，雖然因為我們的年齡差距有些大而不太能玩在一起，但當她有什麼小祕密不想被媽媽知道，她就會來找我分享。而當我出去玩回家時，我也會帶一些她喜歡的小零食給她，感情算是不錯的。我由衷地希望，在幾十年後或當我們之間有利益關係時，我們不會為了錢而反目成仇，不會變得跟我記憶中那些人一樣擁有醜惡的臉。人生的追求不在於長短，而是在於精彩。我也期許自己，在未來，如果面對和阿姨一樣處境時，我能勇敢地簽下同意書，選擇放手，不要讓我的家人經歷那麼多的痛苦與不堪。

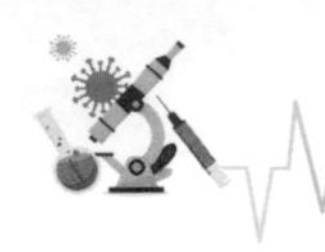

通往天堂的最後一哩路

蔡孟純

今天，又是星期二。天氣還微微吹著涼風，但是我和媽媽早已換好志工服，準備到彰化基督教醫院的安寧病房當志工。一到醫院，其他志工叔叔阿姨們忙進忙出，有人擺上茶點、煮上咖啡；有人架好電子琴、擺好樂譜，準備為一週難得的音樂日拉開序幕。

時間一到，我們到各個病房邀請病人和家屬們出來聽表演。如果患者身體狀況許可，護理師就會把病床或輪椅推出來讓他們點歌同樂。小小的空間裡，大夥兒聚在一起歡唱，患者雖然只能坐臥，但能看得出來他們心情振奮了許多。印象很深刻，曾有一位外省伯伯住進病房，原本的他一直昏睡不已；後來某次出來聽歌，志工們特地演奏了軍歌給他聽，沒想到伯伯奇蹟似地甦醒，精神變好了一陣子。音樂的療癒力量讓口琴演奏成了每週二的必備表演；只見明亮的早晨，空氣中飄散著咖啡香，使得原本瀰漫著淡淡哀傷的病房，注入了一絲絲的溫暖和喜悅。

能來到安寧病房當志工，是很奇妙的緣分。當年我的外公生了重病，卻沒來得及到安寧病房就離世。媽媽為了彌補遺憾，便決定每週二早上到安寧病房擔任志工，幫助其他人善終。我呢，就常常成了一隻跟屁蟲，有空時就和她一起去幫忙。在去之前，老實說，我感到有些害怕，畢竟住進去的人，可能很快就要離世。對於快速的生離死別，我怕我不夠堅強去面對。然而進到了安寧病房，卻教會了我好多事。牧師曾說，來到安寧，能讓我們學會「四道」：道愛、道謝、道歉、道別。常常我們總說「愛要及時」，但真正能在日常中做到的人卻不多;所以在這裡,正是因為知道時間所剩不多,人們才開始學習珍惜。和其他病房不同,安寧病房像是一座許願池,讓人們在離開前能做些改變。許多人選擇在此時完成未了的心願:有的患者決定受洗;有的患者和難得相聚的親人一起慶生;有的甚至選擇與相愛之人舉辦婚禮。每每看到這些畫面,都令我感動,他們滿足地笑著,我心中也不禁暖了起來⋯⋯。

每個禮拜二,我們都做著類似的事,但碰到的人事物卻經常不同。在這裡,能聽到好多故事,有些感動,有些悲傷,卻總是讓我一再地咀嚼反思。還記得某一週時,我跟著媽媽一同步入病房邀請患者和家屬到外頭放鬆心情。只見一位年輕男子正幫著背影瘦弱的女子整理輪椅。我便和媽媽說:「他對阿嬤好孝順啊!」媽媽卻輕聲和我說到他們其實是對情侶,那位女孩的身體早已被病魔摧殘的羸弱不堪,全身瘦得只剩皮包骨。男子緩緩推著她來到外頭聽歌,仔細一看,他們身上有著相似的刺青,似乎在腿上畫著彼此的肖像。無情的癌症帶走了女孩健康的身軀和青春的面容,然而他們之間的愛,卻依舊不變。志工表演時,男孩時不時趨過身子和女孩說悄悄話,虛弱的她只能點頭回應,卻看得出他們彼此的默契和感情。或許最好的愛情莫過於如此,無論健康或疾病,都願意一直陪伴在彼此身旁,雖然有一天終會離開,但那份愛依舊永恆存在。那天,剛好要過父親節了,病房準備了圖紙和畫框,牧師一步步引導大家用拇指蓋上不同顏色的印章作畫。那時,我也創作了一幅:七彩的指印成了大樹上一片片葉子,掛滿了好多好多回憶和感謝。來到這裡,讓我懂得去表達愛和學習感恩。當自已的心中常常記得美好事物,我發現,世界也會變得美麗。

幾次到安寧病房探訪的機會,雖然每次都只有短短一個上午,

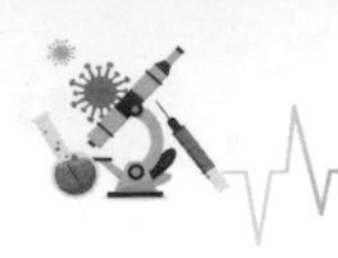

但卻真的讓我體會了好多。在這裡，老病死彷彿被轉緊了發條，加速得好快好快。常常只是隔了一週，病房裡又換上了新的床單。有時真的會感傷，人怎麼就這麼輕易地離開了呢？我們還在，他們卻一個個離開。讓我更加感謝此時此刻自己還能健康地活著。安寧病房裡也常常收到來自家屬們的感謝卡，看到字句裡的道謝，心中總是有股暖意襲上。我們擔任志工雖然能做的不多，但簡單的問候和陪伴或許無意中帶給了家屬安慰。

每年清明節，醫院總會舉辦追思會，邀請家屬們來到安寧病房再次懷念親人。親友們陸陸續續地到來，和曾經熟悉的護理師們打招呼。透過做卡片、種植栽，許多許多方式都能讓我們紀念著自己最愛的親人。最後，大家齊聚在天台上，手裡執著七彩的氣球，準備放手，讓思念隨著一顆顆氣球飄揚。〈千風之歌〉緩緩在耳邊響起，熟悉的歌聲讓我的眼淚忍不住地打轉。雖然他們不在了，但曾經的回憶依舊永恆地留在心中。就像牧師說的，安寧病房就像是通往天堂的最後一哩路，透過舒緩的治療，病房裡的溫情都成了湛藍的天、和煦的風，陪伴他們直到離去。我很慶幸自己能成為這路途中的一株花草，伴他們前行，而我，同時得到滋養。

微笑

YT

「碰！」

一聲巨響劃破了寧靜的清晨。

在睡夢中我依稀聽到哭聲，試圖尋求幫助和慰藉，接著就是急促的救護車鳴笛聲……。

或許這是夢，一場太過真實的夢，直到現在我還是希望這只是一場夢……。

起床的鬧鐘響起，我慵懶地下床，睡眼惺忪習慣性地呼喊爸爸媽媽。

「媽媽！」第一聲沒有回應。

「爸爸！」第二聲也沒有回應。

我發現事情似乎有些不尋常，正起身去打電話時，電話鈴聲正好響起。

「待會叔叔會載你去上學，東西趕快弄一弄！」媽媽的口氣和平常一樣，電話中也能聽見爸爸交談的聲音，我暫時放下了心中的憂慮，可能只是公司突然有事情要去處理吧！畢竟這也不是第一次了。

坐在叔叔的車上我有些好奇地詢問了爸媽真實的去向。

「你爸你媽去處理阿公的事了……。」平淡中帶著淡淡地哀傷。

我發現事情好像不是我想的這麼樂觀。

「阿公……怎麼了……？」

「阿公在今天五點的時候準備要出門，穿完鞋正要起身的時候

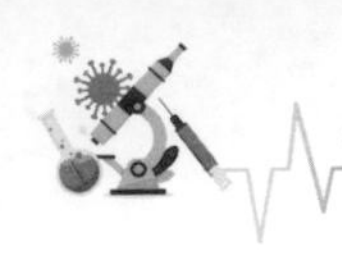

就突然倒地了。」

我的腦袋頓時空白，我沒有繼續追問下去，靜靜地坐在車上，不發一語地看著窗外。

這不是夢，原來不是夢，為甚麼會變成這樣……明明昨晚阿公還提醒我說最近天氣比較冷要多穿一點，明明我們昨天還在討論八點檔的劇情，為什麼事情來的這麼猝不及防……。

這時腦袋出現更多的是為什麼和漸漸累積的焦慮感……。

下課後我趕緊跟著我媽去醫院。在加護病房的外頭我看見了許久未見的親戚，有些正向我爸詢問些什麼，有些頻頻地擦拭眼淚。他們是誰我幾乎記不得了，但也不怎麼重要，可能有部份也算是臨演吧！

「探病時間已經開始。」

加護病房的門慢慢打開，家屬們也依序穿上隔離衣，噴上酒精，三步併作兩步地對照著床號前進。

在我家人的隊伍中，我是最後一個。我不知道該怎麼面對，心裡也遲遲無法釋懷昨晚和阿公的互動，更害怕的是等會進去會是最後一面了。我在外面整理好了情緒，腳步緩慢地走進病房內。

映入眼簾的畫面又讓我的情緒潰堤。

身上插滿著各式各樣管子的阿公，憔悴地躺在床上，任何人的呼喊都沒有做任何的回應。

每個人樣子都顯得好哀傷，而我也是。但我知道我不能用鼻音的方式去問候阿公，我一定要樂觀地跟阿公說說話，畢竟前面一堆陌生人一把鼻涕一把眼淚跟阿公說話，他一定覺得很莫名其妙。

我再次整理好情緒，走到床邊輕聲地問候阿公。

「阿公，你騙人！今天的天氣超級熱，我還穿羽絨衣，同學們看到我都說我是神經病耶！」

「阿公，我跟你說喔！今天的八點檔比昨天更精彩，那個如春啊決定要來個大老婆的反擊，把正龍從那個小三月華手中搶回來！我等等回去就錄起來，等你待會休息夠了就可以看了！」

「還有啊……阿公，我的畢業典禮在下個月，你一定要趕快好起來，來參加我的畢業典禮！我很棒喔，有乖乖聽你說話，我這次會上台領獎喔，而且還是拿第一名……。」

唉，眼淚還是不爭氣地流了下來，但唯一不同的是……我是微笑地把所有內容說完。

阿公靠自己的力量撐過了比醫生預期的還要多上好一陣子，直到那一通電話響起。

我看見我爸講電話的神色變得好凝重，似乎在交代著什麼。我知道阿公的狀況又不好了，但我沒有多問什麼，靜靜地跟著爸媽飛奔到醫院去。

再次來到醫院，看見的管子數沒有過往來的多，病房內的氣氛似乎也多了些寧靜。我以為這是好的開始，但是我媽卻在我耳邊對我說道：阿公還聽得見，對阿公說說話吧！

我明白媽媽的意思，我還是個樂觀模樣，跟阿公講話就像平常聊天的方式。講講最新的八點檔怎麼樣呀，講講我在學校如何呀，講講——

「阿公，我會好好照顧自己，也會好好照顧家人的，您……您也一定要好好照顧自己喔！」

我衝出病房，躲在樓梯間開始痛聲大哭。

「喂，姐姐嗎……阿公……已經不行了……」剩下的通話內容我已經記不得了，電話裡滿滿都是我的哭聲……。

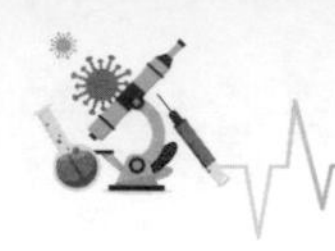

腦海中浮現的都是我和阿公相處的畫面：教我如何打陀螺；教我如何畫畫；載著我騎上了好一段時間的路，只為了買一包口香糖；背著我走在菜園裡，跟我介紹好多的菜名……。這些恍如昨天的事，一下就成為了懷念，但我知道，阿公都在我的心裡，不會離開的。

「阿公在最後一刻都一直喊著棠棠！」

我看了看天空，那天是個超級好的天氣，絲縷狀的雲點綴在蔚藍的天空中，微風輕輕拂過，我仍然微笑著。

「快過來，要開始了，在那邊發呆做什麼？」

「我在跟阿公對話呢！」

一段故事的結束總是會為了下一段故事做鋪陳，我想下一段故事一定會更精采的。

如果你的餘生像副提線木偶

謝天雲

我其實不太能確定自己是不是真的認識外公。

認識一個人的方式只有兩種：從其他人口中塑造出來的為人來得知；另一種就是親自跟他相處後得知。但其實這兩種方法都不能讓我真正的認識到外公。第一個方法失效的原因是因為人言容易缺失。常常說的「不要從別人口中來認識一個人」這句話是有根據的，言語會因為自身的立場而有濾鏡上的加乘，因此你所聽見的未必真實。但，我也沒辦法透過第二個管道來認識外公，因為他 40 歲時腦部受損，受傷後他被迫悄悄變成另外一個人，而我始終沒有機會真正的認識他。從我有記憶以來，外公就已經和腦震盪緊緊地繫著了，我只能從父親與姑姑們幼時的回憶中零星地拼湊出一點他還「健康」時的模樣。

象棋在我們家族中是一個禁忌的詞彙，因為那正是導致我外公受傷的主因。賭博、打麻將、玩牌這幾個在年節期間大家都會玩上一輪的傳統活動，在我們家族是不被允許的。聽父親說，是外公玩象棋時被朋友開了個嚴重玩笑：椅子被抽空而外公直接往後坐而撞到堅硬的地板，頭蓋骨雖然沒有碎裂但腦部嚴重受傷，他往後的人生也跟著一起受傷了……這絕對不是對方賠錢就能解決的問題，賠掉的是我外公餘生的健康。

外公受傷後，腦部隨著日子而逐漸退化，這樣每況愈下的日子大約長達 20 年之久。他的身體健康指數就像一個負 x 平方的函數，越是接近壽限之年就越來越不樂觀，而這些日子大概又可以分為三

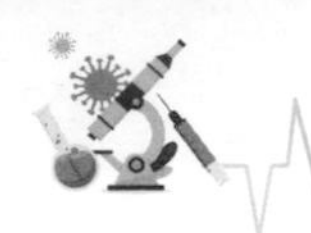

個階段。

大概在我國中之前，外公的身體狀況還算健康，我記得他還能以正常人的腳程陪我們散步，看著照片還想起他在大伯父生日那天開心唱歌的模樣，只是說話偶爾含糊不清，或是無法清楚表達涵義。除此之外他還很喜歡拿著那支心愛的黑色雨傘對著兒孫說教(不斷激動地揮舞雨傘)，當時幼小的我聽不懂混雜著濃厚口音的台語，只覺得外公好嚴肅又無趣，但現在回想起來，至少那時的他能和我們互動，也能看見他的笑容。

再後來，國中時我大概每三個月和家人回外公家一趟，而我記得他總會坐在家門前，陽光映著身後一副對聯，愜意地坐在編織的草椅上等我們。起初的他是會在門口迎接我們的，但後來，他漸漸不喜歡出來走動。也許是門口陽光刺眼，或是身體大不如前，外公行動越來越緩慢，經常在室內一坐就是一下午。他還是能拿得動雨傘，但揮舞的力氣已不足以讓我們感到害怕……外公越來越虛弱，也變得不太愛說話，僅能發出一些囁嚅。

高中時，因為外公生理機能嚴重退化，雖然我不想這樣形容外公，但大多數時間他都是在床上度過的，就像沒有照到陽光的豆芽，被動地迎接不可逆的枯萎。他慢慢地喪失咀嚼能力，甚至連吞嚥口水都變成一件困難的事情；生活起居皆需要人照顧，無法自行翻身與進食，鼻胃管插上了就再也拿不下來了。每次回去，總會聽伯父們說外公又新打了什麼點滴，或是換了哪個牌子的營養品比較好吸收。短短一年，外公手臂上的導管越接越多，他瘦弱又單薄的皮膚下清晰可見血管和導管試圖融為一體，而導管試圖想替代血管成為維持生命的角色。但經常性的清潔管子與營養品的殘留，讓外公的傷口反覆發炎，那些導管看似是為了延續外公的生命，但在我看來，它們就像張牙舞爪的食人怪物一樣吸食我外公僅剩的精力，也像是提線木偶般的操縱了他的未來，他必須依賴它，否則無法獨自生存。我好心疼他必須接受這樣的折磨，無法拒絕，卻什麼也說不出口。

小時候幼稚如我曾經因為不想去上課而裝病賴床，清醒又昏迷地躺在床上快五個小時。第一個小時我記得我是快樂地度過，覺得能夠多睡一點好快樂！第二個小時我還是快樂的，不過和前一個小時相比，雀躍的內心顯然有消失的趨勢。第三個小時的我，已經因為躺在床上太久而想要起身，但因為家人以為我已經睡著而不敢有大動作的翻滾，只能在昏暗的房間裡盯著天花板發呆；我不怕黑，但有一瞬間感到好失落，好像裝睡的人突然清醒，忘記自己為何要裝睡。

第四個小時，這大概是快樂的極限，我在床上感受到了被遺忘的感覺，沒有人跟你說話，也沒有人知道你是醒著的，好像全世界只剩下你一個。過去快樂的事情全都變得都不值一提，內心變得很狹窄，只容得下一張單人床大小的空虛。在接近第五個小時的時候我忍不住了，被黑暗侵蝕的我不得不向外界求援，想要結束這荒唐的賴床體驗——但是外公不能，他的身體讓他沒有選擇的權利。

外公臥病在床的日子在某個風和日麗的時節結束了，剛好那天是我滿心期待參加大學迎新座談會的第一天，爸爸匆匆掛掉手機，表情凝重地參加完剩下的活動之後說我們必須趕回家鄉。一路上他沒有說明原因，我也不敢問，直到看到外公家門口搭滿各式各樣黃色的花圈，親戚坐在門口掩面哭泣，我才突然明白：外公真正離開我們了。

我不曉得「肉體離開」到底是不是一種真正的解脫，但我覺得清醒地、痛苦地活著、明明有思考能力卻無法表達出來，這真的喪

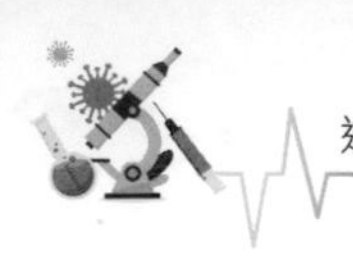

失了身而為人最核心的根本價值，就如笛卡爾所說「我思故我在」。一個人的想法透過行為展現而被人了解，這是多麼快樂舒暢的一件事。因為生命的美好是用思想和行為來定義，如果只是不計代價地延長生命的時間，那真的太自私也太痛苦。

當個有溫度的人

許家瑩

人們常說從事醫療行業是一種志業，他們會被稱做英雄，卻也會被罵得狗血淋頭：他們必須和疾病奮鬥，必須忍受家屬的無理，必須在醫院高壓的工作環境中調適自己的身心，讓自己在面對這麼多的生離死別中，還能當個有溫度的人。

老實說現在的我還是會反覆問著自己，當初選擇醫療相關科系的初心是什麼？因為在課業的壓力下，在家庭的勸阻下，在社會風評下，在網路影響下，甚至在整個台灣社會的醫療環境下，我常常會迷失自我，迷失當時那顆最單純的心。

於是我試著回想，回想起國中時我外公住院那段時間。考完會考後的時間對大家來說就是出去玩，但對我來說是去醫院和我阿姨換班，好讓我阿姨可以回家洗漱以及帶晚餐過來。有時到了晚餐時間，我外公的主治醫師會過來看我外公，甚至會坐下來和我們一起聊聊天。我外公的個性有著早年男子的大男人個性，但面對那位主治醫師卻都會乖乖聽話，當時的我就和世俗眼光一樣看待醫師這個職位，覺得醫師很會讀書、賺很多錢、覺得他們是人生勝利組。直到現在自己也選擇了醫護相關科系後才了解，那位主治醫師是經歷過多少沒辦法睡覺的夜晚、多少生離死別的場面、多少人情冷暖，才能成為現在的他。說的殘酷一點，他大可以下班就拍拍屁股回家，大可以把工作和自己劃清界線，但他仍然願意選擇當個有溫度的人。

再繼續回想，回想起高中升大學時要填選志願的那段時間，國

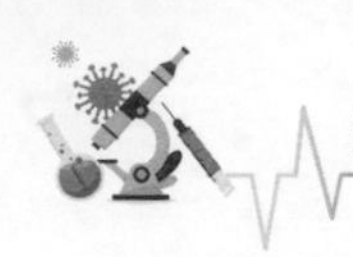

小、國中、高中都日日夜夜面對著國英數的我們，要臨時決定未來志向反而變得無所適從。於是我開始廣聽諫言，我們高中的健康教育老師是高醫畢業的護理師，上課時會分享很多她的臨床經驗。因為老師是在精神科服務的關係，有些分享是有趣的，但也有些是令人難過的，無論如何都看得出她對護理的熱忱，儘管她已從事護理很久。印象深刻的是她曾說：

> 你可以在家屬覺得難過時叫他們別吵到其他病人，也可以找個空間好好讓他們宣洩，就看你要成為怎樣的人。雖然護理師是很累的一個職業，但你可以看到每個不同的家庭，不同的人生故事，能學到的不只是醫療知識，得到的不只是每個月實質上的薪水，也能從病人身上學到很多人生的價值，你會願意更珍惜一切更把握當下。

當下我和我同學聽了都濕了眼眶，眼淚中夾雜的是尊敬、是佩服、是勇敢，給了選擇醫療相關科系的勇氣。

「是啊！我也想成為這樣的人。」

這又讓我想起幾個禮拜前去護理之家做志工，那裡的阿公阿嬤可能需要借助輪椅才能行動，需要鼻胃管才能進食，卻在和我們互動遊戲時展現如孩子般的笑容，到現在回憶起還是會讓我嘴角微揚。雖然我們是生在不同的年代，卻可以從他們的敘述中看到他們的人生故事，心裡覺得很溫暖，這種感覺可能會讓人上癮，彷彿在枯燥乏味的生活中給了些動力，下定決心讓自己成為一個在能力所及範圍內能夠幫助別人的人。

細細回憶後發覺，打動我的都不是驚天動地的大事件，反而是被埋藏在回憶深處的日常瑣事。就像那位主治醫師，儘管我已經忘

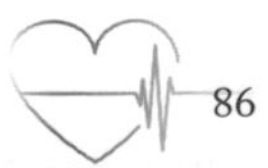

記他的長相，忘記他的名字，但卻還記得那些他和外公聊天的晚上；就像那位老師，上課時講過無數句話，卻只記得她告訴我們要成為怎樣的人是我們自己決定的；就像護理之家的那些阿公阿嬤，因為開心所展露出的笑容，在無意間給了我溫暖一樣。好像每件事都是這樣的，從當初微不足道的小事中，讓人打從心底的感動，進而影響著一個人。

三類的科系可以說是最有溫度的，但卻也最容易讓人心寒。畢竟醫療人員也是人，心也是有感覺的，所以我們在面對疾病的無力和愧疚中，要學會釋懷，要學會好好調適自己的身心，才能讓自己不變成冷血無情的人。雖然在這條路上會迷惘、會懷疑、會挫折，但這些都不要緊，最要緊的是永遠要記得：心是人的原動力，心的強大是沒有界線的，無論未來經歷的是什麼大風大浪，提醒自己還是要當個有溫度的人。

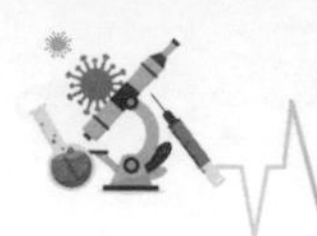

折翼的天使

江欣憶

這世上有一小群人，常常被絕大部分的人忽略，人們不想靠近，也不願意去了解，甚至嗤之以鼻。而我的成長環境因沒有這群人的出現，所以一直以來我也並未接觸過這一群人，直到我參加了一次的寶貝班特休會，而這個活動就是一個為特殊兒童及他們的家庭所舉辦的一個營會。因此，這一群人就是特殊兒童。

看著報名表上種種特殊孩子的障礙，包括自閉症、過動症、亞斯伯格症、肢體障礙、智能障礙等，許多都是我只聽過但只識其一不識其二的。還有一些孩子的病我甚至前所未聞，例如銅離子代謝異常、牟比士症候群、魚鱗癬症等。在營會開始前一天，身為輔導的我們進行了一小段時間的行前訓練，其中包括對特殊孩子的障礙做一番簡單的介紹、講解與特殊孩子相處時應該注意的事項及簡單的溝通技巧。在迎接孩子之前，我的心裡充滿緊張及不安，擔心自己無法照顧好所配對到的特殊孩子。

我負責陪伴的是一個患有輕度自閉症的孩子，他已經是一個 13 歲的國中生了。他的狀況非常穩定、情緒也無太大起伏，只是被動寡言。一開始接觸的時候，他並不會開口和我說話，只有在我問是非題的時候會點頭或搖頭，並總是逃避與人有直接的目光交流。由於他不會主動向我表達他的想法，因此我便設法觀察他的行為並開始猜測他想做的事。雖然已經有心理準備面對自閉症孩子的不回應與不理睬，但是在相處的過程中還是有小小的慌張失措。後來我意識到，在與特殊兒童相處時，最重要的並不是有來有往的溝通，而是那份在身邊的陪伴。

在一次的活動中，當主持人說到要給自己的輔導員一個擁抱時，他竟然主動張開手跟我擁抱，那一刻我的心底彷彿一陣暖流流過。還有在獲得獎勵也就是零食的時候，好多特殊孩子都把他們的零食分享給他們的輔導員。因此，他們其實能感受到人們給予的愛心與關懷，只是不知道如何回饋或表達。或許有許多人是因為覺得關心一個人卻得不到對方的反應以至於不堪勞瘁或疲憊。或許陪伴特殊兒童會看見的成效只是微乎其微，但是我們要抱著的是一顆不求回報的心，讓他們在辛苦面對生理上的缺乏時仍能感受到世界的溫暖與愛。

另外有一個輕度智能障礙的特殊孩子，常常把一句話掛在嘴邊，就是「這樣會不會造成你的困擾？」一開始聽到的時候我只是單純地回答「不會呀！」但是回答幾次之後我就開始思考他問這句話的原因是什麼，是因為他常常被別人說是困擾的源頭嗎？所以才會在做每一件小事的時候都如此小心翼翼，深怕帶給別人麻煩。想到這裡，我有些心酸，因為相較於我的成長過程，我認為這孩子在這個年齡承受了不應當承受的，他應該得到的應是更多的援助而不是責備和嫌棄。

不僅如此，對一般孩子來說易如反掌的事，對特殊孩子來說卻是難如登天。他們不是不想做好，只是需要比一般人多一點的時間。例如，在玩遊戲的時候，他們似乎用盡全身的力氣，才能指出自己想要的顏色筆。另外，也因許多特殊孩子的肢體控制能力有限，他們在情緒激動時或許會做出一些看似對人不友善的舉動，例如扯對方頭髮、用力揮手以至於打到別人、用頭撞對方的頭等，這些都是我在營會中常常看見的景象。但是有幾個人願意去了解他們這麼做

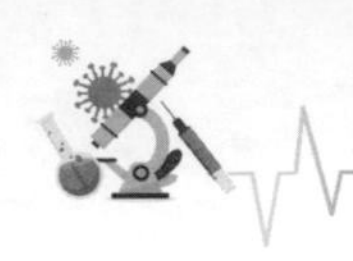

背後的用意呢？他們其實是因為太過興奮或開心，想要與對方親近才會這麼做，可是他們並不能準確地控制自己的身體來表達他們的情緒或感覺。試想想，若你很想很想表達出一件事情但是卻沒有人能夠理解，那會有多難受。所以我們應該多體諒他們，並用耐心去嘗試理解他們。

除了特殊孩子，他們的家庭常常也因為家裡有一個特殊的孩子而陷入水深火熱之中。我們陪伴特殊孩子的時間只是短短的一天，在生理與心理上就有了些許的疲憊；他們的家長要承受的，卻是一輩子的負擔。他們也有筋疲力盡的時候，但是他們卻無法放棄。因照顧特殊孩子所需要付出的時間與精力比照顧一般的孩子要多上好幾倍，為此許多的母親需要放棄就業的機會，全心投入在孩子身上。另外，特殊孩子的家庭中常常只有一個人擔任經濟支柱，再加上特殊孩子的治療可能需要龐大的費用，許多特殊家庭的經濟也因此受影響。有些夫妻更是因為無法攜手跨越重重的阻礙，最終關係破裂。這樣被綑綁、失去了自由的生活，是多麼大的犧牲啊！以至於一直以來，許多父母因不堪承受照顧特殊兒童而輕生的新聞層出不窮。

不單單只有家長，特殊孩子的手足也不能被忽視。他們在家裡特殊孩子出生的那一刻，也背負了比一般手足更多的責任。特殊孩子需要比一般孩子得到更多的關注與照顧，所以手足自然而然需要更加獨立，為的是不再讓父母有更多的壓力。不僅如此，特殊孩子的手足或許很常時候不能像其他家庭與兄弟姐妹一起打打鬧鬧，而是要幫父母一起照顧孩子。當手足犯錯時，錯誤很容易就會被放大；另外若特殊孩子發生了什麼事，其手足自然而然必須背負這個錯誤。因此，特殊孩子的手足也很難與一般孩子有一樣的生長環境。

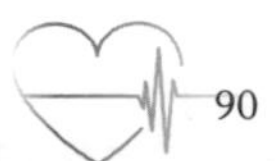

他們對兄弟姊妹是又愛又恨，因特殊孩子確實讓他們的生命少了一些風景，但他們體內流淌著同樣的血液，他們之間的情感連結依舊那麼深。

不僅如此，社會大眾用有色眼鏡看待特殊兒童的同時，也會用同樣的方式看待他們的家庭。有些人甚至會將特殊孩子的誕生歸咎於家長的因果報應；這對他們來說，社會大眾不理解的輿論及指責更是雪上加霜。特殊兒童受到不友善對待的新聞也屢見不鮮，我認為這種社會風氣是需要被改變的。特殊兒童也有權利享受平等及尊重，而社會應該給予他們一個平等交流的機會，讓他們可以有被包容及接納的感覺。我認為長輩應該把正確對待特殊兒童的觀念及態度灌輸給下一代，讓固著的舊思想不會一直延續下去。

新生兒的誕生，往往是在歡笑中被迎接的，但卻沒有人是帶著期待迎接特殊兒童的。他們在出生的那一刻，就開啟了一段辛苦的過程。對一般人來說，金錢地位或許是他們一生所追求的；但是對特殊孩子來說，融入社會可能是他們最想達成的事，因為他們與社會大眾之間一直存在著一道隱形的牆，使他們被隔離了出來。社會用「不正常」來形容他們，但其實他們只是人數較少而已。接納特殊兒童，不是一時半會兒的事，但是大家都應該要努力嘗試。與特殊孩子短短兩天的接觸，我看見特殊孩子的天真及單純；他們是多麼容易感到滿足與快樂，但我卻常常身在福中不知福。

如果可以簡單，誰想要複雜？特殊兒不應該成為大家眼中的異物，而是應該被視為大家生活上的一份禮物，因為有時候反而是他們讓我們看見生命中的純真，是他們讓我們學會反思與珍惜，也是他們讓我們學會怎麼去愛身邊每一個獨特的人。

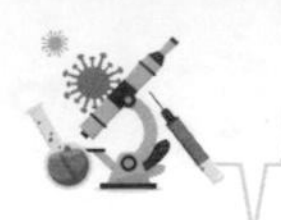

愛是需要練習的

展舒

「來，我們要回台南了。趕快去跟阿公阿嬤抱一個，say goodbye。」

「我不要，阿公阿嬤又不是 Teacher Ivy 他們、我為什麼要跟他們 kiss goodbye？」

至今我依舊記得，站在面前的祖父祖母僵著正要朝我伸出去的手，以及因為那句話而黯淡下來的眼神。從小，我就是家裡九個晚輩中與祖父母情感最淡的那一個小孩。在這個傳統的家庭中，我的出生順序恰好夾在中間，上面有四個哥哥姊姊、下面也有四個弟弟妹妹，容易被忽略不說，我的個性溫和、不爭不吵，比起其他兄弟姊妹成績也屬於能自己顧好，不太需要人擔心。也因此我從來都是家庭中最不受關注的孩子；我總是默默地做著自己的事情，對比之下我也少了許多與祖父母互動的機會。

一直到前幾年，七十幾歲的奶奶因為在生活上出現了各種突發狀況：不斷地說家裡有人要來拜訪，在半夜爬起來煮菜、想不起孫子孫女的名字、誣陷與她素來關係極差的媳婦（我的三嬸嬸）偷她的金飾，想拿菜刀攻擊人⋯⋯。此時，全家人才遲遲感到異常：從不斷重複的對話、無法辨別自己的家和家人、半夜因腦波過度活躍而不睡覺，想要偷跑出家門等症狀。在渡過一陣雞飛狗跳與家庭戰爭後，終於在醫生與相關評估量表的確認下，證實奶奶罹患了「阿茲海默症」。

擔心奶奶會不小心跌倒或受傷，全家人總是 24 小時守在她身

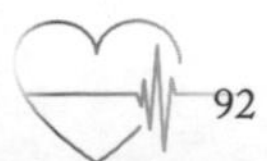

邊。漸漸地，在這樣富有壓力的狀態下爺爺也從照顧者轉變成為患者的角色，因疲於與奶奶生活而患了躁鬱症、並拒絕再照顧奶奶。那時候的我，正好面臨人生中第一個重大考試：大學學測。而我其他備受爺爺奶奶寵愛的堂兄弟姊妹則是各自以不同的理由，能不回家就不回家、把照顧爺爺奶奶的責任與重擔撇得一乾二淨。

每一個周末的早上等奶奶睡醒，我會半跪在床上面對面地伸手攬住她後腰、抱她起床，慢慢攙扶她下樓之後，外勞阿嵐阿姨會帶奶奶上廁所及洗臉刷牙。而我會回到房間拿奶奶的尿墊去三樓陽台洗，雖然睡前都有穿尿布，但過了一整晚難免還是會有些遺露出來的排泄物。中午吃飯時，奶奶總是半睡半醒地要別人餵，萬幸奶奶的咀嚼能力與食慾都還正常，只要將飯菜用剪刀剪成小塊小塊的就可以順利吃完。偶爾還是有些驚險的情況，像是：叔叔沒注意到奶奶到底餓不餓、吞下去了沒有，就一直餵她；但奶奶其實根本沒吞下去而是將飯菜全部塞在牙齦中間，直到吃完飯的半個小時後她含不下去，就嘔吐了。當時情急之下，我除了趕緊拿垃圾桶及塑膠袋來，往後的半個小時奶奶也會陸陸續續地小口吐出一些沒吐乾淨的飯菜殘渣。為了引導奶奶慢慢把嘴巴裡的東西弄出來，「呸~阿嬤，呸~」我溫柔地搁著手掌心好讓她方便直接吐在我手上。下午，要維持奶奶的活動力，我們就會拉著她去動一動，可能是在附近的操場散步、也有可能是牽著她的手像是在跳舞一樣，面對面地在家裡緩緩來回踏步。

奶奶失智以前個性是極其驕傲跋扈的人，對於外表與社會地位都是非常介意的人。所以在這時候我總是會用她喜歡的方式與她聊天，來增加與她的機會和互動。

「阿嬤！哩ㄟ手那欸這麼細！皮膚好好喔！」

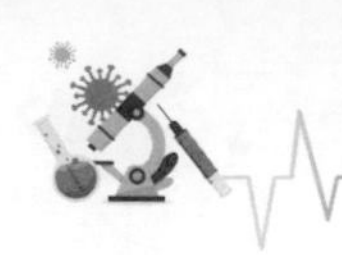

「阿嬤！哩甲食物的樣子好優雅、好像那款好有氣質的貴婦人喔！」

「阿嬤！哩跳舞就水捏！」

聽我說的這些話，奶奶笑得合不攏嘴、一整天也越來越有精神：「喔！你這樣子說，我就舒爽啦！」

其實，一直以來，我對照顧奶奶這件事情是所有家人裡(包含我爸在內)，最沒有情緒負擔或是負面壓力的一個。對於其他人來說，看著曾經為自己把屎把尿、照料三餐的支柱倒下是一件很有壓力、極需要調適的創傷，更遑論如今照顧者與被照顧者的立場對調更是使得他們沒有勇氣面對事實。然而，我從小就不與爺爺奶奶同住，也不是會受到他們關懷的孩子，所以我總是以一個照顧患者的心態、瞭解她喜歡且需要什麼的方式來看待整個失智的情況，因此心中也不會有過多糾結。

吐完飯菜的那天下午，奶奶依舊不認得我，但她對我說：「小姐，你知道這裡是哪裡嗎？你可以帶我去廁所嗎？」

很簡單平凡無奇的一句話，卻讓我忍不住感觸地笑了出來。當時客廳裡還有爺爺、我爸、叔叔、嬸嬸，以及堂妹在，然而對於奶奶來說她所在的地方已經不是家，是一個完全陌生的環境。而在這麼多人當中，奶奶卻只憑本能與直覺叫了坐的離她最遠的我，將她的信任與依賴交給了她最早忘記名字的孫女。

那一刻，我才知道，原來「善意」是能夠被辨認的、「愛」是可以被練習的。以前我總是感受到被家人忽略，卻也未曾細想過自己是不是也沒有為他們付出過什麼。我是意外地在與奶奶一來一往的互動中，平靜地洗著奶奶的內褲時、看著奶奶吃飯不自覺感到很滿足時，才深刻發現到原來我是真心地愛著自己的家人。其實「愛」

好像沒有我想像中的那麼困難、那麼飄渺——它很簡單，而織成「愛」的一切在乎與表達都是需要被練習的。

我在付出的過程中，學會了如何「愛」一個人。

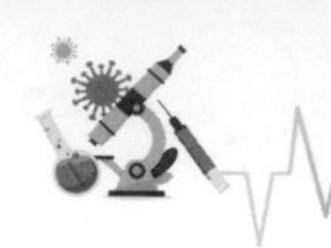

褪去光環以後

Aoi

那一天，獨自騎車前往考場。葵記得那天的天空。踏出租屋處房門，迎面而來的窒息悶熱，讓她的背被汗浸地濕透。穿過各高中的考生服務區，「彰化女中」的旗子在飛揚著。她愣了一下，但沒有回頭。直到踏入考場，坐在位子上，葵仍不敢相信，距離參加上次、相同的招生考試，一轉眼已經過了四年。

「我以為可以乘著上次的那班列車，一路到終點。」

葵看著周遭年輕許多的臉龐，「但我偏移了軌道，被落下了。」一股熟悉的酸楚，又一湧而上。

收到成績簡訊、上網選填志願、等待分發與結果公佈，一樣的流程，葵再也沒有被四周的目光鎖著。

「我該鬆口氣的。」但因為清楚那些目光消失的原因——無語以對她脫序的行為，索性當作什麼都沒發生，仍不免感到落寞。

葵蹲在樓梯間痛哭。

「你不是應屆生吧？」

「你原本是讀什麼？」葵有些慌亂，不知怎麼回答，只說是醫學相關科系。

「我不想被貼上標籤……。」

心裡這樣想著，葵開始慌張。但是那些問題不願意放過她，葵只記得在最後她再也無法忍受追問，顫抖著拿出蓋著休學章的學生證，放在桌上……後來的事，她不記得了。

「你來這個系要幹嘛？」

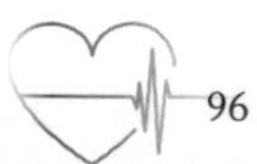

「你不後悔嗎？」

甚至更惡意的「你是被退學吧！」

那些問題像一把把利劍，不留情地在她的痛處來回劃著更深的傷口。

「我不怪他們，我只怪自己沒有能力留在那裡。」

「我能理解他們覺得我是怪胎，因為我也這樣覺得。」

那張已過時的學生證，不再帶著光芒，甚至變成噩夢的入口。

「ＯＯ醫學大學Ｏ醫學系」那幾個字，在這四年像是會咬人的怪獸，「它」總可以輕易撕裂殘有的理智、對生的希望，在它盡情攻擊之後，它不會離開，它會在天空盤旋伺機而動，再發動下一次攻擊。它是嗜血的動物，絲毫不覺殘忍。

葵想起那時入學時，她跟大多數的大一生一樣，懷抱種種的憧憬，還有因為「夢幻」科系所伴隨的光榮、優越感。是什麼時候開始變了，從雲端被丟下？她無法去解開原因。開始看診後，即使服用藥物，依舊無法正常上課和深深的疲倦像是緊緊綁住她的鐵塊，不斷地把她往深海的方向拉。每天掙扎著醒來都想了結自己，對自己的無力抗戰、以及對自己失控的表現絕望透頂。

「明明我都乖乖吃藥了，為什麼還是這樣！」一天晚上，無法克制衝動將剛回診拿到的藥全部一口氣吞下，昏昏沈沈走到了頂樓……。但「幸運地」，葵沒墜下，因為在路途中昏倒。這是萬幸吧！

張開眼睛，吵雜的問句不段轟擊著葵的腦袋。

「你把同學嚇壞了！」

「你不知道做這件事多讓父母失望？你對得起父母嗎？每個人都有壓力，你這樣叫對人生不負責任！」

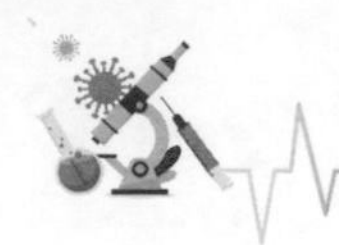

葵插著鼻胃管，眼淚從眼角流下……

「為什麼我還沒死？」

「不會有人理解我，知道我比任何人都不想要看見自己墮落的樣子。我好希望時光倒流，什麼事都沒有發生。」

但葵知道，這些只是虛妄的幻想，不可能實現。

最後，葵還是無法承受那些壓力而休學了。父母的不諒解、失望的目光難以忍受。她在外面租房子，有一搭沒一搭地賺生活費；之前領的新生入學績優獎學金，全在這段時間花光了。

這個故事是本人的經歷，而我正持續服藥以及接受學校諮商。

「藉由這個作業，去直視我的痛苦」是我決定書寫的初衷。在這段人生經歷，有諸多難以一時化解的心結。辜負父母期待所帶來的自責，還有即使努力想待在那裡，但身心狀況不允許而做出休學的決定。這一點都不輕鬆：不僅是脫下光環的失落、落後同學進度一大段的心急，還有著對自己的質疑，這些不斷地惡化我的症狀。我能理解父母他們的不諒解，也知道他們雖然是表現憤怒又失望，但更多的是憂心，因看著自己的女兒不斷下墜卻也無從幫忙。我不會有所怨懟，我只覺得自己帶給父母這麼大負擔很不應該。時間不斷流逝，而我「還在原地」。對於離開醫學系，我很抱歉我真的無法適應，但我給自己重新開始的機會，努力地待在這裡，也是希望父母可以稍微地卸下那麼沉重的擔憂，我感謝他們願意給我生活費支持。畢竟父母親到了快退休的年紀，弟弟妹妹明年也要大學畢業，而我卻還在大一這個階段，對他們而言真的非常辛苦。

而後決定重考，來到不一樣的學校科系。在這期間，不管是適應作息、面對考試報告甚至是面對同學，對我來說都是極大的挑戰。我沒有擺脫憂鬱症，我仍時常陷在失落中，我也尚未找到平衡自己情緒不適的方法。我只是給自己一個開始，然後試圖前進，然後受傷再爬起來、受傷再爬起來、受傷再爬起來，不斷重複著上演這「薛西弗斯」的過程。聽起來很悲劇，但是我至少在往前走，撐過一天又一天，再來一個、兩個又數個禮拜，到現在距離學期結束也不遠了。我不敢去看我會跑到哪裡，只是能跑多遠，就努力跑多遠。

常常在「撐下去」與「放棄」之間徘徊，而拉著我的，不管是摯友，或是其他社會支持系統都有其侷限。我想，對我而言最重要的是因為心裡還有一個小小的火苗在努力地燃燒著。這段失落痛苦的過程，也許可以讓我更貼近患者的心；在傾聽他們的故事時，他們也許可以感受到我的陪伴。「陪伴」而不是「幫助」，因為我知道，陪伴本身就是一個安慰，「你需要我，我會在。」這並不是什麼偉大的使命，也不夠勇敢。我還是常在自責的泥沼裡，我還是常常「違反比例原則」地大哭，有時輕生的念頭還是會像迴力鏢一樣回來痛擊我。但因為這個小小的信仰，支撐我在很多挫折打擊時沒有放棄。雖然我不是當事人，我無法說我可以「完全感同身受」，但在能力可及範圍內，給予社會多些善意，之後若有幸能繼續從事醫療相關行業，對那些受苦的人多點溫暖，也許能不愧我這段跌跌撞撞的過程吧！

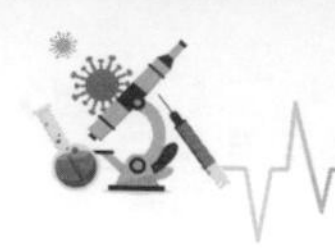

遺落在雨城

莊宛蓉

時序更迭、季節遞嬗，台中總是太過耀眼的陽光還是懂得季移，將我們帶往了冬季。雖說來到這個近乎風乾的城市已經不是兩三天，但閉上雙眼，我彷彿還是能聽見雨聲、猶如置身於過份熟悉的雨城。

猶記那年，約莫四月天，應是春暖花開，但仍是細雨不斷。在上學路途中，我伸出手逾越傘下邊界，如縷的銀針從指縫落下，即使緊握卻也一無所獲地什麼都抓不住，我只是甩甩手縮回口袋，一如往常地踏入漫長的一天。

而一切連同驟雨突如其來，那夜雨勢漸強，戶戶關上了窗，好像只要關上窗，就能與外頭區隔成兩個世界，哪怕風雨再用力拍打呼嘯，也不會擊潰大家溫暖的家。

然而，我錯了。

一通電話打垮了我們穩固的城牆，敲碎了我對明日的想像，它劃破了所有的寧靜、劃破了世界的分界，更殘忍地劃破好多好多人的心。

「姑姑出車禍了，很嚴重！」

爸媽留下這句話就急急忙忙地出門了，我看著融入夜幕中車燈的紅色光芒隱沒在遠方，這瞬間，我身處的世界已經肚破腸流，外頭的風雨洶湧地灌入家中的任何角落，而他們的眼眶也逃不過，逕自地下起了滂沱大雨，不能自已。

當下的我只是不可置信，在內心堅定地相信一條年輕的生命不

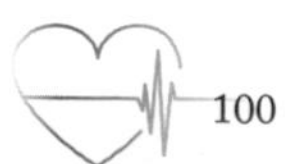

可能就這樣輕易地離我們而去，我徹夜乞求盼望，終於在深夜等到爸媽的歸來，他們臉上帶著疲憊與苦澀，僅是平淡卻沉重地說道：

「要看今晚的狀況。」

我們都知道答案，卻不敢說、也不說破。

那一夜，我們都置身在雨城，無一倖免。

記憶猶新，我真的記得太清楚、太深刻。那天清晨雨停了，天氣微涼但晴朗，空氣裡帶著宜蘭該有的潮濕，我認為這是個好兆頭，起床走出房門後發現爸媽剛回家。

「姑姑回去了。」我一開始沒聽懂意思，卻也不追問。

「晚點我們去看看她。」我只是說了聲好。

在路途上，車窗緊閉，看著外面的世界總覺得好吵鬧，車內的靜默也和呼嘯而過的風景對比的格格不入，直到來到姑姑家門口，我才真正的瞭解了「回去」的意思。我忘記自己有沒有哭，看著她就像只是睡著一樣，但她頭上淌著血的繃帶卻是那樣真實。他們哭著安慰說她不痛了，但我知道他們肯定比誰都痛，後來才知道原來是傷到了腦部，就算救回來也是一輩子的植物人，焦急苦惱了整晚，最後他們選擇放手讓這個年僅二十七歲的生命離開，不繼續受折磨。

就這樣，姑姑回去了，只是她忘記了，把我們都遺落在雨城。

關於面對生命的殞落，我並沒有太多的經驗與傷口，在家人做出這個決定前，一定也是內心不斷地焦灼與拉扯。換作是我，如果有一天也得站在身側給與陪伴或是成為簽下同意書的角色，肯定也無法快速而精確地做出決定，這就像親手摘除了她的生命一樣，對誰都殘忍。我認為在這段生命歷程中我的家人做出這個決定是勇敢也不容易的，因為人是有情感的，是脆弱又堅毅的存在。我們在所

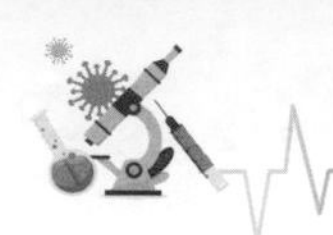

有回憶裡百感交集痛苦著，但還是得笑著送她離開，所以最讓我佩服的是在她離開後，家人能轉化那份悲傷重新振作出發。

時至今日，九個年頭過去了，如同宜蘭一年四季的雨滴一般。她的位置還是一直都在，只是大家都能更自然地面對和接受留下的疤痕與生命的來來去去，那些痕跡是她遺留在雨城給我們向前走的力量，就像是一道雨後的彩虹。縱使曾經痛到撕心裂肺，也會有笑著康復的一天；縱使當時滂沱大雨，還是能再次承接陽光的燦爛，我們總會幸福的，我深信著。

前幾天，我們的城市奇蹟般地下起了雨，我興奮地伸出手，只是不再緊握，而是用手掌承接一滴一滴的墜落，那是落在心扉之間，充滿熟悉的沁涼感。如此迥異的兩個世界，因為連結而變得相通，當雨季過去，閉上雙眼仍舊能聽見雨聲、心中有家哪都會是雨城。

敘事醫學閱讀反思

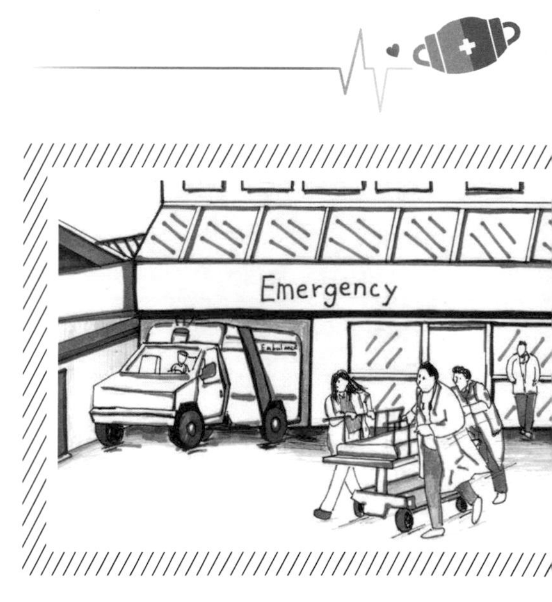

從倉鼠輪裡逃出來吧！

《無聊的人生我死也不要》[1]

莊詠筑、徐敏榮、陳峻鋒、張力予、丁珮萱、林筠婷、賴姵羽、謝適安、陳郁慈、李晉群、江明鏵、蕭稚荏、夏子嵐、朱浩銓、翁慧婷、蔡宜庭、林辰晏、張湘筠、黃皓緯、于　瑄、莊怡煊、林裕祥、蔡雅惠、劉佳如、劉濰維、陳麒文

故事大綱

《無聊的人生我死也不要》是由真人實事改編。描述吃喝玩樂樣樣在行的富家紈褲子弟藍尼幫助 15 歲即罹患先天心臟病的病童大衛實現其人生願望清單的故事。玩咖藍尼自大學輟學後，整天無所事事，成天上夜店、把妹……有一天更是喝得酩酊爛醉，把跑車一路開進自家泳池內。藍尼的名醫父親終於忍無可忍，命令藍尼必須陪伴患有先天心臟病，歷經多次手術，隨時可能斷氣的病童大衛完成其人生願望清單，否則就要斷了藍尼的一切金援……。

閱讀反思

－莊詠筑－

原本生活截然不同看似毫無交集的兩人，因為醫生的命令，而

[1]《無聊的人生我死也不要》。馬克•侯特蒙。(Marc Rothemund, 2017)。安可電影。

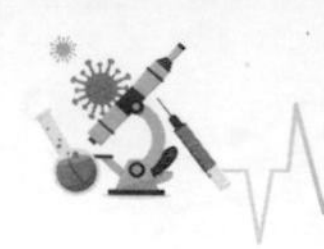

將他們湊在一起。藍尼原本是一個揮霍無度、生活墮落的人，卻和大衛相處一陣子之後，明白人生更應該過得充實。而大衛的「願望清單」裡有著看似一般人就可以做到的事，卻礙於他的病情嚴重，始終無法達成。在實現願望的過程中，一個不小心的疏忽很可能就會導致大衛身亡。但也因為如此，他們也更加謹慎，並開心地實行每一個清單上的願望。在兩人之間的相處中，看似是為了實現大衛的願望，並給予他很多的幫助，但其實收穫最大的還是藍尼，懂得了怎麼把自己的人生活得更充實，而不是每天花天酒地。

電影中的大衛曾說過：「如果你有喜歡的人，一定要表白，不然以後可能就沒機會了。」這種類似的話語在電影裡三不五時就會出現，無非是想提醒觀眾要懂得「把握當下」；每個第一次都有可能會是最後一次。藍尼看著大衛 16 歲生日的瘋狂，堅持前往柏林尋找自己心愛的女孩，這種無所畏懼的精神，帶給了藍尼勇氣，也鼓起其勇氣跟喜歡的女醫生相約，更是不畏他人眼光，重拾課本走進醫學院就讀。

這個電影是由真人真事改編，而現實生活中的大衛已經活過 20 歲了，當初的那位「藍尼」依舊是他的朋友，二人相知相惜。我們或許身上沒有太大的疾病，但我們怎麼可能預知，明天還是後天，周遭的某人或許會因為某突發事件而逝去呢？因此，看完這部電影，我更清楚地知道：每天都要把自己的生活過得很充實，想做的事情就去做，想愛的人就去愛，把握人生中的每一分每一秒！

****

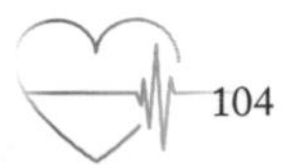

—徐敏榮—

我印象最深刻的角色是<u>大衛</u>，即使他可能不是這部電影成長最多的角色。縱使他身懷缺陷，但他卻讓我感受到滿滿的生命力。不是每個孩子都能忍受被疾病所囚禁的痛苦，大衛也不例外。在電影中多個橋段可以看出他是一個很孝順的孩子，然而在電影中，他還是做了許多他媽媽不會樂見的行為。我相信他也知道他的行為會讓他母親難過，但他知道自己時間有限，我認為這就是一個「衝突」。大衛是一個相當有魅力的孩子，即使知道自己活不久，他還是盡可能地讓自己樂觀地度過每一天；雖然知道母親已經為他心力憔悴已久了，大衛還是會主動去尋找生命中的煙火。他的行為是否需要譴責，我認為實屬困難。

綜觀現在社會，就會感到十分諷刺。很多青少年他們也會去尋求刺激，但他們並不是在享受生命的美好，他們不過是在浪費生命而已，因為不了解有限的生命是多麼的珍貴。大衛的生命雖然可能不長，但他還是很努力地活著，甚至讓我在看完電影後不禁反問自己：「現在的我真的算是活著嗎？」

****

—陳峻鋒—

<u>大衛</u>在經歷過重重難關後，終於在<u>藍尼</u>和媽媽的陪伴下順利地度過 16 歲生日，並在大衛生日當天的凌晨 5:27 分，給媽媽驚喜並完成「再次看到媽媽的笑容」的心願。

片頭剛開始的場景是大衛的病在半夜又發作了，媽媽緊張地進來房間安撫他並呼叫救護車。而在影片期間媽媽總是十分在意大衛

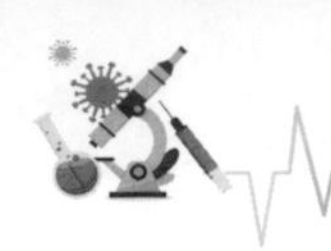

和藍尼去了哪？做了什麼？甚至要求每 30 分鐘就要傳一次照片給她。而當大衛想要去柏林找暗戀的對象時，媽媽也是第一個站出來反對，但在諮詢過醫師後還是同意讓大衛去，不過救護車必須同行。相較於大衛每天都必需面對身體的病痛，大衛媽媽則背負著巨大的心理壓力，深怕一個不注意讓大衛的疾病發作而倒下，自己卻不在他身邊，就這樣提心吊膽過了 20 年。

在這部電影中我看到的是一個無私的母親奉獻自己數十年……不禁讓我想起自己的父母，他們培養我長大，接受我自己做的任何決定，我為自己而活，但我也要考慮他們的心情，因為這並不只是我的人生。

****

—張力予—

這部電影除了大衛與藍尼的故事，我還注意到了身邊的人對藍尼的既定印象和後期對他態度的改變。讓我印象最深刻，態度改變最明顯的是和藍尼父親在同間醫院工作的女醫生。她在電影的前半段還訓斥藍尼是個靠父親的廢物兒子，後期卻因為藍尼的行動，漸而改變她對藍尼的看法甚至打開心扉與他交流。所以我認為人們其實很容易因為自己眼前看到的一切，隨意給別人訂一個標籤；不了解別人的內心和別人的想法，卻一味地給人定位。如果最後女醫生沒有看到藍尼所表現的善良，或許她將會永遠對他冠上主治醫生的「廢物兒子」封號而不是去了解他。

本不該在只看到一個人的片面行為就斷定「他」，這也是我們需要學習的課程，因為大部分的人都無法做到這點。唯一可以做的

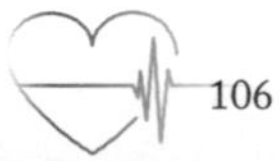

兩個方法是在不了解他人之前不去下定論，或者試圖在自己能力範圍內去找尋你所不知道的另一面。

****

－丁珮萱－

在看完這部影片後，發現很多時候我總是等到最後一刻才真的全新投入一件事情，但為何我們總要等到快要期限時，才想起來要去認真呢？

一天 24 小時，看似很多時間，但就因為心中想著：「啊！還有 24 小時呢 ！」所以默默地我們就在被時間不停地壓縮著，可能也就會覺得特別疲憊吧！電影中的大衛其實也是被時間追逐著跑的人，生命不停地流逝，他也奮力地向前跑去完成他的願望清單。其實每一天都是一個全新的開始——就算昨天過得再差，今天一樣要上課、一樣要吃飯、一樣要打工，突然覺得時間都是同等價值的。其實每一分鐘都可以是開始的時候，什麼時候都可以開始只是想不想開始而已。就算到了現在可能也不能完全地掌握自己的時間，一不小心時間就這樣流失了。最憧憬的日子大概是像大衛一樣，認真地計算有多少時間並且有足夠的毅力和勇氣去抓住每一天的每一分每一秒了吧！

****

—林筠婷—

正常人的願望會是什麼呢？是賺大錢存老本方便以後遊山玩水還是一直保持身體健康呢？我們正常人的願望是那麼遙遠，那麼以後的事情，因為我們知道只要自己小心照顧好自己的身體就有很大的機率活到高壽。那，大衛的願望是什麼呢？是一般青少年都會經歷過的事情，例如：交女友、買潮牌外套等等。而他的願望之所以會這麼平凡卻令人揪心的原因，是因為他的先天性疾病讓他永遠不知道下一秒會不會因呼吸不順而告別世界。大衛發生意外的機率比正常人高出太多，所以才需要藍尼這樣專職的陪伴者才能順利幫他達成願望。在大衛的「願望清單」中有一個令我印象很深刻：就是他希望媽媽能再度開心起來，因為他知道媽媽擔心他的病情所以無法放心過她自己的人生，連跟喜歡她的人出門都還是叮嚀大衛要每半小時拍照片給她讓她安心，因為媽媽最希望的就是自己的小孩不要受苦。這點是天底下的媽媽都希望的，但我們通常不會特別想到這些，透過這影片又讓我感受了一次媽媽對我們的愛與關心。

．．．．．．

大衛在遇到藍尼後才真正體驗了正常青少年都會做的事，對他來說這些都是享受。但對藍尼來說怎麼樣的生活才是享受呢？他還沒真正體會到人生的快樂與價值。藍尼一出生就過著富裕的生活，也漸漸糜爛，根本不覺得交女友、去夜店或開跑車是享受生活——因為習以為常。每個人對享受生活的定義都不同，但影片的結尾有交代：藍尼去當一位醫學生，或許這對他來說才是享受人生的開始吧！假如藍尼認真讀書成為了醫生就有能力自食其力不愁吃穿，憑藉一己之力享受不同的生活。

對我而言，享受人生的意思是有一份穩定的工作、無憂無慮且父母跟我都身體健康吧！這樣就知足了，其實平凡的生活就是最幸福的，有時有名、有錢也是一種煩惱呢！

****

—賴姵羽—

看完電影之後，有一句話特別令我覺得印象深刻，原句記得比較不清楚了不過大概意思類似：「為什麼你還需要念書呢？反正你又活不到那時候。」這句藍尼隨口向大衛提問的話，卻讓我感覺到異常的沉重。大衛和藍尼就像是兩個極端：藍尼有大把的時光可以讓他去享受生活，今天揮霍了，沒關係，還有明天，日子過得快樂就行了。可是反觀大衛，死亡對他來說，是每分每秒，好多想好的事情都沒有用，因為他可能閉上眼睛之後，再睜開就是躺在醫院裡了。

「那為什麼你又要像正常十幾歲的孩子一樣上學呢？」這句話帶給我最大的感觸是：生命的意義到底是什麼？過得快樂？過得充實？還是過得不留遺憾？這個答案沒有人能夠給出一個正確解答。可是在我們存在的每一天，每個人的價值都是一樣的，沒有分你是健康的人或者你是將死的人。今天的我們都真真實實地活在這世上，我們都是等價的，都應該有同等的生活。

****

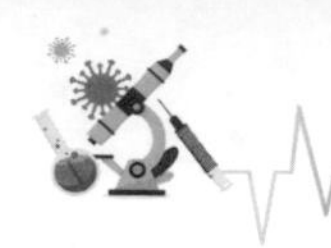

—謝適安—

藍尼從一開始就被強迫去陪大衛，心不甘情不願的態度，但到最後卻會因關心大衛而緊張、不肯睡覺，只為了守著他，甚至為他的病情自責不已。為何會有這樣的轉變呢？

人與人之間的相處是很神奇的，我們可以看到藍尼的轉變，在他了解大衛、傾聽大衛、站在大衛的立場去理解他的時候，他不知不覺間將大衛視為他重要的朋友，願意為了他去付出、去改變。影片的最後，藍尼考取了醫學系，立志當個能幫助像大衛一樣生病的人的醫生。我想藍尼是被大衛那種努力活下去以及把每天都當成最後一天來過的心態震撼到了。比起他之前渾渾噩噩的生活，他被大衛樂觀的態度以及堅韌的生命力所感動，所以在態度上有了轉變。至於大衛也被藍尼影響著：敢於去挑戰他之前不敢做的事，也願意跟母親溝通；他也有所改變，成為勇於爭取自己出門的權利以及嘗試去他從未去過的地方（例如夜店），甚至勇敢地追求女孩子。他們都被彼此影響，成為更好的人；未來的人生他們也將彼此鼓勵，互相扶持，一起走下去。

****

—陳郁慈—

儘管工作換來了光鮮亮麗，但在光鮮亮麗的背後，除了對於其當醫生的義務以外，藍尼的父親可能也有一份因沒有及時去接藍尼去看他母親最後一面的愧疚而迫使他繼續選擇工作吧？

在他難過地跟藍尼說：我以為這是個假訊息的時候，我想，或許他正在做的這份工作，也是為了彌補那一份因為不理解而造成的

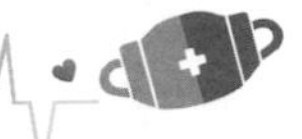

錯誤。藍尼的父親請藍尼陪伴大衛，可能也是想要讓大衛在面對其可能隨時會發病離世時不至於手足無措，讓他身邊有個陪伴者吧？看到藍尼的父親，讓我有種莫名的心疼，我覺得他並非只顧工作不在意家庭，而是傾盡全力讓一家人能衣食無虞，有個快樂的人生。但世事難料——只能說藍尼的父親也是第一次當父親，對於藍尼的成長發展才會如此手足無措；對於已逝的另一半，更是充滿愧疚。不好說也可能是想救活更多人來彌補心底那個失去的空缺吧！要是事情真是只有光鮮亮麗的成就跟幸福美滿的家庭兩種選擇跟兩種極端失去的後果，又有誰會忍心選擇光鮮亮麗而不顧血肉呢？

****

※心理支持療法※

—李晉群—

在影片中大衛因為罹患心臟病，在出生的時候被醫生判定是活不久的孩子，沒想到大衛就這樣一路活過了 16 歲。在 15 歲的這年是大衛重大的人生轉折點，因為藍尼被醫生爸爸要求去陪伴大衛，讓大衛的生活變得更加多采多姿。我覺得在罹患疾病末期或是重症的病人需要一些社會性的陪伴，因為生病的時候除了生理會有不適與疼痛感，其心理狀況也需要身旁的親人、好朋友去陪伴與支持。這讓我想到之前有看過一部電影《神的病歷簿》，影片中有一位患者得了重症，心中還有未了的心願，想要看看遠方的故鄉，因此醫療人員想盡辦法想要讓患者完成其心中最後的心願，設法讓患者在醫院的頂樓瞭望故鄉的山頂。影片中也有一位老醫師因為工作辛勞

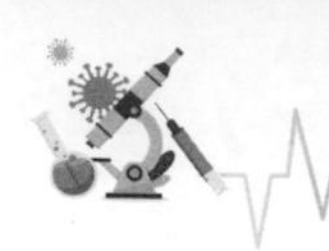

得到癌症，大家得知這位老醫師從年輕到老都是在醫院毫無休息的工作與付出，為了讓這位老醫師感受到休息的感覺，醫療人員帶這位老醫師到醫院的頂樓，並把醫院的招牌燈給熄掉——沒想到看到的風景竟是美麗的星空，爾後，醫師也安詳辭世。這一些都是心理上的支持療法，雖然不一定會對生理病情有幫助，可是對病患有很大的心理支持。

—謝適安—

有些疾病已經確定無法治癒，只能倒數計時的時候，那些，說難聽點，等死的病患，需要的不是生理上的治療，而是心理上的溫暖及陪伴。在他們生命的最後，若能讓他們感受到這個世界的美好，他們也能安詳離世，而不是懷著怨恨及不甘心痛苦地死去。在我們的日常生活中，別小看任何一句鼓勵人的話語，你不知道這些話會不會哪天提醒了某些人，或是讓某些人有了活下去的生存意志。

雖然現在很流行一些心靈雞湯，可能我們在網路上看太多以致有些審美疲勞，但它之所以會氾濫，就是因為它必定有著某些作用。不管是對病人或是正常人，他們都需要這個世界的包容理解、接納以及善意。希望我們在我們的生活中，都能發出善意和溫暖，照亮那些需要的人們。

****

—江明鏵—

在觀看完《無聊的人生我死也不要》這部電影後，我思考了一下，如果今天我是<u>大衛</u>或是大衛的家人，我會選擇怎麼樣來結束這

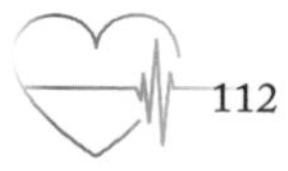

段生命呢？靠著氧氣罩才能維持生命的日子，那樣算是真正地活著嗎？從電影中我們可以得知，大衛可以說是從小在醫院長大的，但是這樣的日子不僅對他來說太痛苦了，對身旁的家人更是一種長期的折磨。如果他在不能呼吸的那一刻就放棄急救，是不是所有人從此就得以解脫了呢？但是從大衛以及媽媽的角度來看待這件事時，其實是很兩難的。畢竟大衛與媽媽是彼此在這世上唯一能互相依賴的親人了，如果失去了其中一個，他們的世界肯定會變得黯然無光且頓時失去活著的動力。但是，如果今天大衛的媽媽不需要再繼續照顧大衛了，她的人生也就不再被束縛著了！她可以規劃自己想做的事、想去的地方並且跟她喜歡的男人在一起。或許這也是我們在現實生活中值得去思考的一個面向。如果今天是我或者身邊的家人遇到這個情況，該怎麼從中取得平衡的確是一大難題。這也是特別需要去協調以及在意照顧者與病患的處境和心情！

****

※理想與現實的差距※

—蕭稚荏—

在電影中，蘭尼從一個每天醉生夢死的富二代變成擁有同理心且有執行力地幫助大衛實現他的夢想。而電影中往往只呈現了美好的那一個面向。先從最現實的層面來看，一個全身都有著疾病的孩童，在平時稍不注意就有著生命的危險，更何況是從事一些稍嫌激烈的活動。例如開著跑車的那一次，假如出了任何的狀況，在荒郊野外，總不可能期許著每一次發病都是套上一個氧氣罩所能解決的

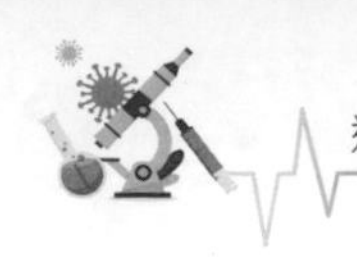

問題。況且蘭尼本身並無任何救護的專業，如果出了事情，我相信就算是與主治醫生交好多年的大衛母親，恐怕也不會原諒蘭尼的。另一點我十分感到違和的有兩處：一個是那龐大的醫療支付費用從何而來？從電影中可以明顯看到，大衛因為頻繁出事所以常常出動救護車，而眾所皆知國外可沒有健保。之前我有一個同學出國玩，感覺不舒服，十分有想法地叫了一輛救護車，單趟過去就花了幾十萬台幣。看大衛家裡感覺經濟狀況應該也是小康，保險和基金會是一個可行途徑，但我相信保險和基金會可不會為了一個小孩子去談戀愛而支付這一筆跑去柏林的費用。而那一個小女孩會與只見過一面的陌生人出去玩我已經很意外，或許蘭尼他們有先跟小女孩的媽談過，但能第二次見面就接吻……我只能再次讚嘆國外的開放風氣又或者是電影的魔力。

—江明鏵—

我很認同醫療支付費用從何而來這個想法！在看《無聊的人生我死也不要》這部電影的時候，我也想到就是救護車隨時跟在身旁以及無數次的檢查、門診、開刀等醫療費用是如何支付的呢？因為從大衛家的狀況來看，大衛的媽媽應該沒有時間與精力去找一份正職的工作，所以應該是沒有收入的。此外，大衛的爸爸連大衛這個兒子都不要了，可想而知，他的爸爸也不可能支付他的生活費或是醫療相關的支出！除了一些社福機構或是政府給予的福利之外，我想藍尼的爸爸也是其中一大金主吧！大衛所有「願望清單」的開銷都是藍尼的爸爸承擔的，而且他又是大衛的主治醫生，感覺醫療上的費用他應該也會有所作為吧！理想與現實的差異真的是很殘忍的一件事，也不是所有的病患都能這麼幸運地遇到一位全心全意為他付出的醫生，畢竟醫生不是家人呀！

****

—夏子嵐—

在觀看電影時，讓我最印象深刻的就是藍尼跟大衛一起去購物的時候了。雖然藍尼是因為被爸爸要求才去陪伴大衛的，但第一次見到大衛並得知他的情況後，應該多少都對這個孩子有一些不捨。所以在還未發生過任何緊急狀況前，藍尼應該也覺得只是陪伴一個小孩做一些事情沒什麼。一開始在購物時情況都還好，但當大衛病情突然發作需要氧氣瓶而氧氣瓶卻不在身邊時，藍尼緊張又擔心地到處尋找，這個當下藍尼第一次感受到生命的重量，而這份生命就扛在他的肩上。也許是因為第一次面對他無法承受的生命之重責，在曾經答應陪伴大衛的諾言和背負一顆不定時未爆彈的雙重壓力下，藍尼選擇了離開大衛。之後發生了一連串的事情，尤其藍尼爸爸決斷地將他趕出家門還有女醫師對他說的話，那些話都讓藍尼又再一次考慮是否要繼續陪伴大衛。最後藍尼決定繼續幫助大衛完成他的願望，他們兩人都各有成長。我認為雖然大衛的情況很可憐，藍尼一開始也不是出於自願，但最後藍尼選擇幫助大衛這件事是需要很大的勇氣的，畢竟要負責的是一條生命啊！。

****

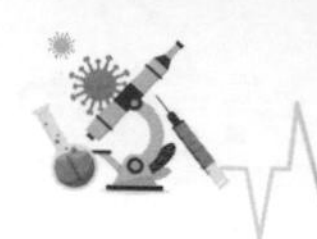

—朱浩銓—

在看完這部電影之後，我覺得如果今天換成我是大衛的話，我是否也有那個勇氣去挑戰跟追求這些他原本應該一輩子都不可能去完成的事呢？也許在長年下來一直飽受病痛折磨的情況下，我在聽到有人願意幫助我完成我的諸多願望時，我也會毫不考慮後果地一股腦而答應吧！但是在像電影中一樣經歷了幾次的生死關頭後，我覺得我會膽怯害怕了，畢竟這個陪我一起完成夢想的人並不是一個專業的醫護人員，並沒有辦法去確保我的生命安全。在影片中雖然沒有明顯地看到大衛在完成夢想以及生命安全之間的兩難，但卻很明顯地可以從他的母親身上看到這一點。他的母親知道要是阻止藍尼協助大衛完成這些願望，那很有可能大衛這輩子都會遺憾一生；但在實現這些夢想的背後卻是她兒子得冒著極大的生命風險。影片中大衛的母親就數次陷入這種「兩難」的情況當中。

在我們的生活中，也是處處都存在著兩難的情況，很少事情是可以做到兩全其美或是零犧牲的，我們只能去選擇最適當的方式或是讓自己最不後悔的方式去執行。就如同影片中大衛並不後悔他因為實現了去夜店的願望而又再次住院一樣。每個人都有替自己選擇的權利，當面對到兩難的情況時，選擇讓自己不後悔的方式我認為也是選擇中蠻重要的一部分。

****

※忍耐或反抗※

—翁慧婷—

在劇中大衛有個惡鄰居，因為認為大衛裝病，便經常故意放水桶讓他無法搭電梯。而大衛的母親想理性地和他溝通卻沒有用，最後是靠藍尼強硬的手段加上半脅迫才使他停止這種舉動。

這讓我想到現實生活中也有這一類人。他們其實並不在乎實際的情況是如何，只靠自己的判斷就輕易下定論，甚至有種欺負弱小的感覺。雖然沒有犯法，但日復一日的惡整是有可能會使人崩潰的，不論是校園霸凌抑或是職場的惡老闆。萬一大衛因為爬樓梯而身體不舒服，也不能夠定罪鄰居，而警察更無心管理如此小的事件，這也是為什麼惡鄰居惹人厭的原因。

在電影中藍尼的反整行為大快人心，但在現實生活中真的做得到嗎？「以暴制暴」的手法又真的能解決問題嗎？我想多數人只能和大衛一樣默默忍受，因為不敢想像反抗後會不會發生更可怕的事，也不知道能不能夠一勞永逸。但我認為不應該檢討被害者，畢竟做出壞事的人心態才有問題。若是旁觀者都能跨出第一步，清除掉「自掃門前雪」的心態，將會減少更多令人心痛的事件。

—蔡宜庭—

在整部片中雖然闡述惡鄰居的部分不多，只有小小提到他的惡行，但同學能從中看到矛盾的點實在令人佩服，也讓我再次重新審視這整個事件的合理性。的確「以暴制暴」是不好的方式，因為很有可能釀下更大的禍害；即使如此，忍氣吞聲也不是個好方法。所

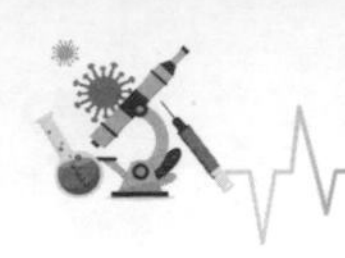

以當我們碰到類似的事件時該如何處理也是個大難題。

我想我大概不只是會讓鄰居們知道他的惡行，如果讓更多的人知道或許可以獲得更多的幫助，有可能透過他人的勸導，抑或是惡鄰居承受不了他人的視線而願意退一步不再如此幼稚、不再以強硬的態度面對以保全自身。很多事當下看似無法解決，那不如換個方向思考，相信一定會有個更好的解決之道的。

—徐敏棨—

惡鄰居事件在這部電影裡實屬一件令人不齒的行徑，但卻同時讓我不禁反思，我們自己是否也曾是個「惡鄰居」呢？我們可能不曾用水桶來阻撓身障人士使用電梯，但我們是否曾走在無障礙步道上聊天？身體狀況健康卻跑去坐博愛座？明明沒什麼事情卻跑去浪費醫療資源？明明有能力卻跑去占別人便宜？上述的事情當然不能和電影中的惡鄰居相提並論，但，我們難道真的沒有在不知不覺中影響到真正需要那些資源的人的權益嗎？我認為這就是一種「矛盾」，同樣是可能影響到身障人士的權益，但後者並不會被人記在心裡，但前者卻會被大家指責(當然，那是他自找的)。

以前，我有個在通識課認識的同學，他的腿打了石膏，寸步難行。有一天他遲到了約 40 分鐘才進到教室，我們當時在 9 樓上課——他說：「我原本是想搭電梯上樓的，結果等了 20 幾分鐘才搭到。」當下真的是覺得既好笑又難過。

****

—林辰晏—

筆者抓到了一個我覺得蠻有趣的觀點：親子關係的互動與往來。我想我們每個人終其一生花最多時間練習如何和人相處、體驗和人交流的感受等，而這都是從家庭開始的。我個人有個想法，想和大家討論，因為不知道自己的想法如何：有時候看似公平的起點，其實並不公平。比如延續我剛提到的觀點：人與人的互動始於家庭，但每個家庭的觀念、環境各不相同，注重的事情也不一樣，是否在這層面就可能導致有些人會失去某些學習的機會？比如：長輩間的手足之情也許不好，是否因而導致小孩間的手足關係也受到影響？有些長輩會耿懷並設法解決，但有些卻會認為各自生活各自過，這樣如此不同觀念的傳遞，也許就是造就每個人擁有不同價值觀的原因吧？

但公平與不公平之處在哪？也許我們不想要尖銳的親子關係、不想要糟糕的手足之情，那能從何改變？我想「社會化」應該是另一個途徑，其實有不少例子都是在經過社會磨練、洗禮之後，才終於頓悟到原來一切都只是……（每個人經歷不同，有不同想法）。如同筆者提到李宗盛的那首〈新寫的舊歌〉，還有李安導演的《飲食男女》等好多好多例子。雖有說家庭是個小型社會化的場所，但我個人覺得反而這個大社會才是各種家庭各個不同面向的縮影。不但是所提及的父子關係，其實父女關係也是一門頗有難度的課題。我自己也還在摸索、學習當中，希望大家一同共好。

****

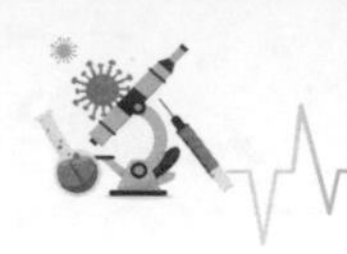

※「我是為你好!」的勒索※

一張湘筠一

很多時候大人總是會用關心或是叮嚀的口吻告訴孩子應該怎麼做，其實多數時候在孩子耳裡這是刺耳而且聽不進去的，反而還會適得其反造成孩子生活中無形的壓力。

在電影中貝蒂站在母親的角色，希望患有心臟相關疾病的兒子不要太過於興奮、不要激烈運動，雖然這是出自於母親對孩子的關心，但是在孩子心裡會逐漸產生「我是不是做得不夠好，總是惹媽媽生氣？」或是「媽媽都是為了我，才這麼不快樂」之類的自我打擊的想法——尤其是在孩子頻繁地被媽媽喝斥時。所以在一開始大衛總是想著死亡，因為貼心的他不希望媽媽為他奔波、為他流淚；他覺得自己的存在造成媽媽的困擾，所以總是想著一死了之。這其實就是源於「我是對你好！」的情緒勒索。

但是其實雙方的出發點都是好的，母親希望自己的孩子可以活得健康快樂，電影中貝蒂希望自己的孩子大衛可以活久一點，也希望他過得開心；而孩子也是相同的想法，不希望自己成為媽媽的負擔，所以常常會被「做不好會讓媽媽不開心」這種情緒牽制。雖然有時母子倆常有吵架等衝突，但是對彼此的愛卻是溢於言表。兒子在自己願望清單中的最後一項願望是：「希望媽媽能夠重拾笑容」。而最後大衛讓媽媽開心的方法是在他生日的當天、出生的時刻給予媽媽驚喜。這代表母子之間的愛是雙向的，令人動容。

—黃皓緯—

有時候雖然出發點是好的，但因為雙方都不太明白對方心裡的負擔和困難，往往在之中產生了嫌隙或矛盾，甚至會懷疑自己是否是個累贅。古話說良藥苦口，確實是人的本能性格，「為你好」三個字，表面上看起來，出發點是以對方著想，但反面卻也有些自私，三個看似簡單的文字表達，卻也實在忽略了你所給予的是否是對方的需求。這也因此會造成矛盾與衝突。

而在片中，我也很高興大衛跟媽媽最終能夠互相體諒、互相理解：媽媽在對於大衛身體之健康照護上做出退讓，同意他和心愛的女孩出去玩；大衛也在生日當天給予媽媽溫暖。這樣能夠相互理解的「為你好」，才真正發揮出了它最強大的力量。「為你好」若能夠給人帶來微笑和感動，才是真正的為你好。

—莊詠筑—

我能夠很深刻地體會到這種想法。從小到大，我們總是背負著父母的期望，接受父母用一種「我是為你好」的名義來管教。雖然這句話，表面上是以他人為出發點的關愛，但其實是一種情緒勒索，為的是達到自己的目的。假如沒有照著父母的意思去做，就會變成一個「不聽話」的孩子。這也很容易導致我們容易有負面的情緒，更會在父母究竟愛不愛我們的問題裡打轉。然而，這些其實都是建立在父母對孩子的不信任上，總認為孩子是不可靠的，還是像兒時一樣需要依賴父母。畢竟，自己的孩子再怎麼大，依舊還是心目中那個三歲的小孩。

電影中的媽媽一開始也是如此，在大衛身旁跟前跟後地，很多事情都會千叮嚀萬囑咐；更不用說，一旦大衛沒有遵從她的意思照

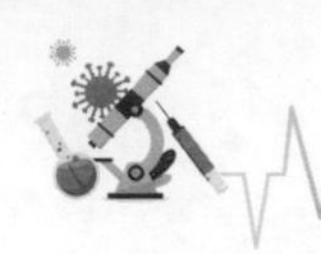

做，就會開始有爭吵。然而，後來因為有藍尼的幫助，媽媽和大衛才開始有良性的溝通，互相的體諒並妥協，因而媽媽願意讓大衛去柏林尋找自己心愛的女孩。其實，影片最後最令人感動的插曲是生日當天的出生時間點——大衛雖然想跟別人過生日，卻也看到媽媽的失落，因此決定在其出生時間點給媽媽一個驚喜，也讓媽媽清楚知道兩人的愛是互相的，不分彼此地互相給予最大的溫暖。

—張力予—

其實隨著年紀的增長我們會漸漸忘記自己兒時的經歷，轉而成為我們不想成為的大人。我們總思考著為何大人無法理解我們，卻遺忘了家長也曾有兒時的經歷與壓力；他們或許是忘了自己不想成為的大人是什麼樣子，也或許是他們隨著年紀的增長，認為小孩需要經歷這一切過程才能成長……。父母的心情是很兩難的，如果一手放掉，完完全全成為一個不管束自己孩子的人，確實是沒有成為以前不想成為的人。但當他們站在父母的位子時，他們想成為怎麼樣的人卻實質上並不是這麼重要的——他們只想為了自己的孩子，去改變孩子們的想法；用不同的方法，去增進他們的能力；用與他們之間的摩擦去改變他們處事的態度。所以，或許，我們不能對父母所做的事去做一個定論，通常父母也是第一次養孩子，他們需要時間去努力，找到完全適於他們對待孩子的方式。

—夏子嵐—

「為你好」這句話在很多關係中都會出現：親子、師生、朋友等都有可能。可是如果當「為你好」會造成另一個人的不甘願時，我覺得這未必是一件好的事。最常出現「為你好」這句話是在親子關係中；父母總是會對我們有很多叮嚀，客觀地來說這些要求都是真的為了我們好，希望我們不在人生的道路上吃不必要的虧，或是為我們鋪陳一條好走的路。可是我覺得有時候一些人生道理就是要自己去體會才會刻骨銘心。況且我們也不可能在父母的呵護下過完一生。而從小孩的角度來看，孩子可能也會因一直被父母限制而想反抗。

****

－張湘筠－

雖然無法決定自己生命的長度，但我們可以決定生命的寬度。

這部電影真的將藍尼和大衛的對比拍攝得很好：一個是整天無所事事的富二代，認為努力工作的人是笨蛋；另一個則是認真生活、沒有明天般活著的重症病患。我其實在電影一開始非常不看好大衛，我猜想後面的劇情一定是大衛克服不了病魔最後病重死亡，而藍尼帶著他那份生命繼續活下去的狗血劇情，畢竟誰會想到連爬樓梯都會發病的人要怎麼活得長久，我相信大衛他自己也不曾想過。

但是結局卻是大衛在藍尼的幫助下度過層層難關，並且完成了所有願望清單。起初大衛沒奢望過自己可以活到 16 歲的生日，幾乎天天發病的他其實非常心灰意冷，他覺得自己常常造成身旁的人的困擾。但是在遇到藍尼後，他的心境有了轉變，他選擇活在當下，因為他不知道自己會不會活過明天——就是這種「沒有明天」般的精神讓他有做任何事的動力，而這份動力讓他和藍尼完成了一堆不可能的任務。

這種認真生活的精神也感動了在一旁協助的藍尼。看著大衛抱著有缺陷的自己投入生活，而自己雖擁有健康的身體卻成天揮霍、無所事事。看著逐漸成長的大衛，藍尼也體認到自己靡爛頹廢的生活應該做出改變。所以在電影的最後，藍尼去了醫學院就讀，他也決定活出自己生命的色彩，進而走向他原本不屑走的路。

****

※過程與結果※

—陳郁慈—

看完電影之後，對藍尼這號人物實在印象深刻。影片的結尾，藍尼的人生因為大衛變得不再只有玩樂跟逍遙；有了醫生女友的支持，重新要回了他家的鑰匙，並開始修習醫生課程——這讓我不禁思考，難道那樣的結尾真的就是比較勝利而非「魯蛇」人生了嗎？難道一開始的藍尼就是毫無意義，對往後的他毫無幫助嗎？

從小到大，所受的教育無非是充實地過完每天，做所謂更有「意義」的事。但如果就「活在當下」而言，從前的藍尼不也是快樂地活在每個當下嗎？要是沒有那從前放蕩不羈，不拘小節的藍尼，也就沒有那個跳脫傳統思維、充滿創意，有資格成為重症兒童最佳玩伴的藍尼。比起只會說不會痛的女醫生、遇到情況緊張升高壓力的媽媽、冷冰冰的醫院、被迫要上的死板課程，藍尼雖然缺少了專業，但也為大衛帶來前所未有的新奇跟樂趣。我想，一個從小按照規矩，過所謂「充實人生」的人，大概不會想到脫衣俱樂部跟學會把車直接開走的怪技術吧？

看完這部電影，我的想法是：即使從前的藍尼看似人生毫無意義，對未來毫無目標，但那些經驗跟過程畢竟也造就了他這個人。有時候，人也不過是因為還沒發掘自己在哪方面擅長而已吧？謝謝從前的藍尼，讓我對人生意義這件事開始有了新的思考；也謝謝後來的藍尼，他堅持到最後地陪伴著大衛，讓他的人生又有新的可能。

可能每個過程都值得珍惜，不管糜爛或充實，也都是每個人一生中的一點養分吧？

—于瑄—

我蠻喜歡這句話的「可能每個過程都值得珍惜，不管糜爛或充實，也都是每個人一生中的一點養分吧？」人生的每個經過都是一種學習，每個人都有不同的人生道路、不同的人生選擇，或甚至是沒有選擇，但我們都該一一去接受、內化，使這些養分成為成長的動力。每個挑戰、每個選擇，甚至是遇到的任何人都深深地影響著每個階段的自己。可能是個小小想法就會改變自己的決定，或許在未來回頭看是有種走遠路的感覺，但因為有了這些經驗才能讓自己可以更加明確自己的方向。希望將來我也可以時常去反省、內化以前的自己，一點一點去改變，使我成為那個朝著夢想前進的人。

—莊怡煊—

對於過程中經歷了些什麼、會有什麼樣子的結果，我認同每個人的結果是源自於自己的選擇。藍尼在一開始選擇了大眾所認為的糜爛生活，但他的朋友卻告訴他這才是人生——但經過了與大衛的接觸與了解他的生命故事後，藍尼改變了自己的生活方式，變得不再像從前一樣沒日沒夜地泡在夜店裡。我想，或許是他在遇見大衛

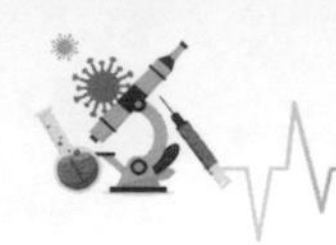

後做出了與之前不一樣的選擇，他的朋友嘲笑他變得不那麼「享受人生」。可是我看見的是：以前的藍尼需要倚靠夜店裡面的藥物來變得快樂；而遇見大衛後的藍尼，在照顧大衛的過程中雖然飽受這個「未爆彈」的驚嚇。但是在與他的互動中，藍尼體驗到真正的快樂，也因為有了之前糜爛生活的經歷，才能帶給大衛前所未有的新視野。

****

—林裕祥—

不管是大衛或是藍尼的父母，他們都對他們的孩子做了最大的努力。藍尼因為母親小時候就過世了，他爸爸想要扮演好母親的角色，但好像事與願違。並不是把小孩子帶在身邊或是帶到你工作的地方就算陪伴孩子。小孩子是需要父母花時間陪伴的；要陪他玩、聽他的想法是什麼——在這裡就看到了藍尼父親的兩難：一邊是照顧藍尼，一邊是治療病患。很明顯地，藍尼的父親是選擇賺錢，加上藍尼的爸爸比較不會表達關心，而是一直用金錢去滿足藍尼的所需，進而造成藍尼現在這樣。我覺得要拯救別人之前，應該要先把自己的事情做好；如果連自己的小孩都無法照顧好了，卻對別人的小孩照顧得再好都沒有用。今天是剛剛好藍尼沒有走得很偏，如果今天藍尼走偏了，有了殺人、搶銀行的行為，那藍尼的爸爸賺了那麼多錢、救了那麼多人，這樣真的有意義嗎？錢可以賺少一點，但陪小孩的時間不能少，既然當初決定要生小孩，就應該好好照顧他、陪他成長，讓他成為一個對社會有用的人。

****

※活出自己的人生※

—蔡宜庭—

從一開始輕鬆的片頭，我想說會是一部詼諧且不太會有沉重的片段，沒想到越看越被吸引著。整部片雖然是以帶有點喜劇的方式呈現，但在緊張和感人的情況也能迅速地被帶入感情；像是在購物商場沒有帶好氧氣筒，在這種緊急的狀況下我也跟著替主角們緊張。

主角兩人儘管生活背景跟年齡差距相當大，卻都從對方身上學到很多。本來是個紈褲子弟的藍尼逐漸找到人生的方向，大衛也不再侷限自己於醫院，從彼此的互動中找到自身的價值。這也讓我開始反思起自己的生活方式、生活想法，在有充足資源的環境下，只想著那些我沒有的，是不是太過不知足？在我抱怨著微不足道的小事時，會不會有人則認為這是幸福的煩惱？反思著這些時，我也得到了一個結論：人生的意義和生命的價值是由自己定義出來，而不是他人，一切都取決於自身；在活著的這段時間中所做的任何決定、說的任何一句話，都很有可能影響著自己後續的人生——想要擁有自己獨特精彩的人生得靠自身的努力。

—翁慧婷—

我也認為現代人時常只看到自己沒有的，而忽略所擁有的，這是一件十分可惜的事情。畢竟社群網站是如此的發達，大家都只會把光鮮亮麗的一面展現給其他人看；但是沒有人天生是完美的，將

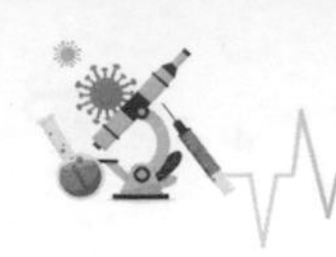

自己的優點發揮到極致才是更重要的。然而我們常常短視近利，不好好充實自己，而只想沉溺於物質生活中、追求所謂的流行以換來空虛的讚美以滿足虛榮心——難道這樣的生活是我所想要的嗎？

不禁思考了大學該如何度過，頹廢是一天，積極進取也是一天。每天的選擇將會帶領我到不同的未來，「少壯不努力，老大徒傷悲。」青春年華是一時的，聰明才智是一輩子的。雖然我沒有和藍尼一樣的放飛自我，卻也沒有像大衛那樣把握當下；因此我應該好好努力，不讓未來的我看不起現在的我。

****

－蔡雅惠－

人生有新的嘗試的時候，大衛會傳訊息給爸爸知道，可是從他爸爸回給他的訊息只有少數幾個字，可知爸爸對他的態度是冷淡、漠不關心的。站在爸爸的角度來看，他可能受到旁人的異樣眼光，或者是他無法承擔這樣大的心理壓力，所以他選擇逃避，把大衛丟給媽媽照顧。

再來看到媽媽對待大衛，畢竟是自己懷胎十個月，不忍心一個生命就這樣逝去，因此對大衛的照顧是無微不至，想要大衛可以跟正常人一樣活到好幾歲，所以對他的要求就比較高：例如情緒起伏不可以太大、頻頻叮嚀他要記得吃藥。對媽媽來說大衛就是她的全部，媽媽的「兩難」在於大衛的健康跟大衛的願望；而他的願望不一定對他的健康有益處，甚至可能造成風險。在旁觀者來看，雖然我們多多少少可以體諒媽媽想孩子活久一點的心態，但從現實方面來考慮，大衛的醫藥費是一筆龐大的費用——會不會為了照顧他而傾家蕩產？家庭失和？甚至自己最後也因疲於奔命而生病了？那誰來照顧大衛？誰來照顧自己？所以要不要延續這個孩子的性命，也是一個「兩難」的問題。

****

※視病應如親?※

—劉佳如—

從影片中我們不難發現，藍尼的爸爸，也就是大衛的主治醫師，對大衛的關懷無微不至。除了運用自己的醫學專業治療大衛的病情，更細心地考慮到重症病童的心理需求，請(強迫)藍尼陪大衛完成願望，大衛對他而言不只是病患更是家人，或許這就是「視病如親」的最佳展現。

但是在台灣的醫療體系，這種現象卻並不常見，病患和醫療從業人員的關係常常僅止於萍水相逢。導致這個現象的因素有很多，最主要的因素是醫療從業人員的培養過程。醫療從業人員每天面對的都是生死交關的問題，他們被教導不能投注太多個人的情緒在病患身上：一方面是避免醫師在做出重大決定時被情緒蒙蔽而做出違背常態的決策；另一方面是要保護醫療從業人員因為病患的離世或醫療糾紛而崩潰。在這樣的環境之下，如果無法適當抽離情感的醫師則會被他人視為軟弱、無法勝任這份工作。但是如果過度的抽離，又會被認為麻木不仁、沒有同理心。

那同樣身為未來醫療從業人員的我們，要如何保持對病患「視病如親」的關懷而又不使自己受到太大的打擊呢？這也正是我們在

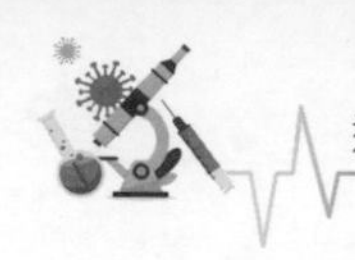

踏入職場時必需學會面對的「兩難」。或許這沒有制式的答案，只能了解到一個不變的定律：生命終究會消逝，我們無權也無能決定，我們要做的只是幫助生命在活著的時候過得更有價值。

—劉濰維—

如果我是大衛，有藍尼的爸爸作為我的主治醫生是我所遇到最美好的一件事情。大衛從幼童到少年都由藍尼的爸爸悉心治療照顧，甚至還有藍尼來陪伴他完成夢想，真的很幸運。然而，這真的是台灣醫護人員心中最大的矛盾：醫護人員究竟該放多少感情關愛在病患的身上，實在沒有人能說出一個普世答案。年輕醫師可能比較熱血，容易放比較多情感在病患身上也因此容易受傷。隨著資歷漸長，醫師的熱忱可能會被各方現實的重擔壓力消磨殆盡，而僅僅只剩下給予病患治療疾病的任務。我認為醫護人員所能做的，是在道德約束內設立一個自己能接受的停損點並時時提醒自己奉行。此外，多向有經驗的前輩學習必定也有助於提升其心態建立與決策能力。最後，擁有一顆平靜安穩的心很重要，因為只有在頭腦清楚時，人們才能做出更好的選擇。

****

※從倉鼠輪裡逃出來吧！※

—劉濰維—

電影中有個橋段是在夜店裡，藍尼的酒肉朋友告訴藍尼，那些工作狂就像是不斷在倉鼠輪裡奔跑的倉鼠，看似跑了很久但其實只

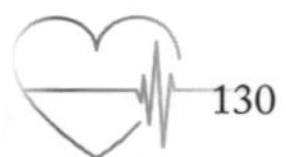

在原地踏步，而他們寧願玩歲愒日快樂地死掉也不要筋疲力盡工作到累死。這個比喻相當有意思，而且事實上不只是藍尼的父親（可說是工作狂），這部電影中的每一個人在生命的某些層面都是一隻倉鼠。

很多人，特別是醫師，都像藍尼的父親，認真嚴肅，整日埋首於工作而且表現相當卓越；但沒有花很多時間陪伴子女、不懂如何面對子女也內斂不善表達情感。在他心中有兩個非常深的愧疚：一個是以為妻子病危是假警報，沒有馬上處理而錯失拯救良機；另一個是沒有及時讓兒子見到母親最後一面。面對這樣的愧疚，藍尼的父親選擇逃避、瘋狂工作，而沒有以一個父親的角色好好與兒子藍尼深談並教養他。藍尼的父親後來向他說出內心話時真的必須要有很大的勇氣；而藍尼的「這不是你的錯」是一種理解、一種原諒，更是打開了與父親多年來的心結，甚至是融化了阻隔在自己與父親中間的冰冷高牆。很多時候，一段關係有問題是因為雙方都有傷痛，而關係能否修復的關鍵就在於是否有勇氣承認這份傷痛並與另一方一起面對、一起解決。

很多醫護人員可能都像茱莉亞（電影後段出現的女醫師）讀很多書努力當上醫師，但不一定有辦法說服害怕針頭的大衛接受被抽血。相較之下，藍尼見過世面、更懂人情世故，能抓住大衛的心讓他乖乖聽話。我們以後都會成為醫護人員，我們所要面對的不只是疾病，更多要面對的是人。如何抓住病人的心是讓醫療行為達到更高效果的關鍵，也是我們都必需學習的。多一點觀察、多一點細心、多一點理解，我們都能帶給身邊的人一絲溫暖。除了書本上的知識，我認為勇敢踏出去並嘗試新事物不僅能拓展我們的視野與經歷，也能讓我們為人處事更加圓融。

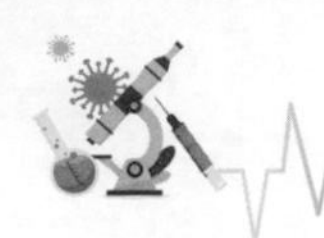

最初，藍尼沒有人生目標而每天虛度光陰，大衛被先天性心臟病與多種重症所桎梏，他被限制沒辦法像一般的 15 歲少年正常生活，藍尼的父親整天埋首於醫院中，大衛的母親生活心思都無形中被大衛的病情綁架，茱莉亞無法應對各式各樣的病人……每個人的困境就像是一個倉鼠輪，每個人一直奮力奔跑卻似乎跑不出來。然而，他們遇見彼此，彼此衝突、彼此理解、彼此療癒。藍尼與大衛教會了彼此活著的意義，他們因而彼此看見了自己的盲點，帶著彼此給予的愛與陪伴走出人生的困境。在人生中能遇到貴人固然幸運，但是自己一個人也沒關係，最重要的是，「從倉鼠輪裡逃出來吧！Live your life to the fullest!」

—陳麒文—

我看到「就像倉鼠裡面一樣一直跑」的這個比喻時，也有像這樣的感觸。電影裡的角色一開始都像在滾輪裡面的倉鼠，照著自己早已習慣的步調生活著，卻是在原地打轉。我覺得我現在的生活也有點像在滾輪裡面一樣，可能每天都有做一些工作來說服自己有在做事，或是放縱一下來麻痺自己；就像藍尼的父親和藍尼一樣，但都是圍繞著舒適圈打轉。

大衛不知道生命什麼時候會到盡頭，卻比別人更有對生命的熱忱，更有跨出舒適圈的勇氣。我想，我們可能沒辦法像大衛一樣勇敢，但我覺得只要我們都有他幾分之一的勇敢就好，就能互相影響。像故事的最後大家都被大衛影響——心靈上也好、生活上也好，跨出了原本的倉鼠輪。

－蕭稚荏－

我看到這一個電影橋段的時候感觸也很蠻深的，因為感覺我現在的生活就像是這樣，生活感覺沒有一個目的，順應著生活，做著日常被分派的作業和任務……如果畢業出去工作，也像其他人一樣。感覺平時忙忙碌碌卻沒有絲毫的進展，偶爾偷得浮生半日閒從繁忙的生活中抽離，正如所說的，圍繞著舒適圈打轉。雖然看過不少的書籍都說要打破舒適圈，但感覺受不了目前的庸庸碌碌的生活時，想要打破舒適圈時卻發現自己沒有勇氣和制定計劃的能力，甚至連目標感覺也是模模糊糊。所以我認為像大衛一樣，敢去做一些自己想要卻沒有機會做的事情，雖然中間有許多危險和障礙，但勇於付諸實現就已經比我還要強出太多了。

－謝適安－

看到這段也很有感觸，有些書讀很多、事業做很大的人反而沒有辦法說服一個孩子乖乖吃藥，甚至只會讓孩子造成更大的反彈。現代社會的人們越來越缺少同理心，常常因為自以為有能力而無法理解為何有些人做不到這些看起來沒什麼的事情。像有些父母也會覺得他們以前都乖乖讀書，為什麼現在小孩不能專心；但換個角度想，以前的誘惑也沒那麼多，不是嗎？人與人之間的相處需要對換立場的同理心，彼此互相體諒；站在對方角度看事情，才可以和平相處。就像他們彼此了解後，更能為對方著想，幫助彼此，也能一起扶持鼓勵。另外像是父親的角度，他覺得自己沒辦法面對死去妻子及頹廢的兒子而選擇逃避，這樣不但沒解決問題，反而增加更多矛盾和不理解。因此，當你有自我的想法跟任何覺得愧疚的事情，需要立刻講開並且面對才是正確的方式。

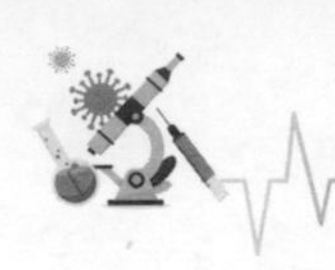

—劉佳如—

看到深入這部電影表象的賞析真的讓我耳目一新，尤其是看到「倉鼠輪」這個比喻的時候心裡更是有感觸，因為我自己也像是在倉鼠輪中不斷地奔跑。一開始看到電影的台詞，我只有想到藍尼的爸爸有命賺沒命花的醫生生活，但是同學給了我們一個更廣闊的視野，每個人都何嘗不是在自己的生活中不斷奔跑，直到我們遇到了能夠影響我們價值觀的人，或是自己體悟出不同的人生價值，才有可能脫離這個固有的輪迴。同學這段精闢的評論，正好點醒了我長久以來都沒有發現的盲點，原來我也是受桎梏的倉鼠，讓我有反省自己目前生活的契機。說起來，就像電影裡，大衛和藍尼因為藍尼的爸爸而相遇，進而互相影響了彼此的人生；我和同學因為這堂通識課的分享，得以讓我用不同的價值觀審視我原本習以為常的生活，進而有了想改變自己人生的機會。

—丁珮萱—

看到這個標題腦袋突然浮現：「對耶！還有這個橋段！」看似平淡的一句話，其實蘊含著整部電影的精隨。人生中的每個階段就像一個又一個滾輪一樣，每個人都有段困頓的時期，每天轉動著滾輪卻不知道為何要轉動它，也不知道如何停下。每個人都像一條又一條的線一樣，在不同的時間交錯在別人的人生裡，幫助他們脫離自己的滾輪。其實仔細地想一想，大家都想追求有目標、有理想的生活。為了這個目的，我覺得有時候我所謂的忙碌也只是想說服自己是有價值的存在，好像今天做了多少事自己就增值了多少一樣。故事裡的主角其實也都是電影裡的倉鼠，但卻因為彼此而逃脫了自己內心的枷鎖。我想，這就是人所存在的意義吧！

是在治療誰？

《杭州南路・生死謎藏：善終，和大家想的不一樣》[1]

陳麒文、謝適安、張湘筠、林筠婷、夏子嵐、林于茹、
楊諺承、莊詠筑、陳郁慈、陳峻鋒

・故事大綱・

黃醫師於文中談到有天遇到一位病患家屬，家屬說他家住東區，每天往返萬華上下班時，都得繞遠路開很久的車。黃醫師納悶著，詢問病患家屬才得知，因其父親於三年前病逝於台大醫院，因臨終的過度搶救：裝葉克膜、插管、CPR 等搶救讓其父親死狀悽慘：肋骨斷裂、內臟破裂、四肢發黑、七孔流血……因其父親走得非常悽慘，無法善終，所以到現在活著的人每經過台大醫院時，就會感受大極大痛苦，甚至氣喘發作。

・閱讀反思・

－陳麒文－

醫師之所以會想要不斷搶救病患，內心也是有很多掙扎矛盾。當上醫生的人內心都會有一定的特質，大家都是來救人的，有誰能眼睜睜看著生命從自己手中流逝？就好像是在承認自己的失敗一樣。其實站在「救」與「不救」立場間，身為決策者的醫生真的不

[1]《杭州南路・生死謎藏：善終，和大家想的不一樣》。86-89 頁。黃勝堅著。大塊文化出版，2010。

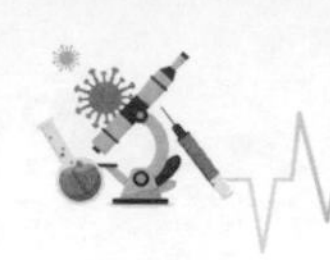

容易。救嗎？能成功？會不會給家屬和病患帶來傷害？不救？家屬能理解嗎？活人才會告人，會不會有額外紛爭？自己心裡過得去嗎？會不會日後想到，如果我怎麼做就會好一點？急救就像是一場賭博，在微乎其微的希望消失之前，身為一個人都會想再拚拚看，「如果」這次成功了、下次成功了，會怎麼樣——但是賭博總是要有籌碼，籌碼是甚麼呢？就是帶給病人更多的折磨、家屬心理上更多的痛苦。聽起來好像很不值得，但假設真的救回來是一條生命，又要由誰來抉擇值不值得賭一把呢？我想我們都該先在這方面多想想，預立好自己的意願，減少醫生的心理壓力，做出最好的決斷。

****

—謝適安—

看到這篇心裡很有感覺，有時候有些病例是注定救不成的，在他身上所做的一些醫療措施，不但無效且痛苦，對於家屬也造成了極大的傷害。誰會希望看著自己的親人變成完全不認識的樣子而且死狀悽慘？每晚都夢見其悽慘的死狀……心理的痛苦是一輩子的；像文中的家屬，甚至在經過往臺大醫院的路上都會產生陰影。這樣的陰影甚至反映到了生理上，像頭痛、氣喘等等；也不知道什麼時候才可以復原。

有些時候，對病人施以急救，到底是不是正確且道德的事情，是非常難抉擇跟判斷的。是醫師的執著？還是家屬的堅持呢？但不管是誰，最後做了什麼決定，也都不是出於病人自己的意願。

就算是病人自己做了決定，「放棄急救同意書」也都簽署好了，但他在生死關頭中臨時反悔了怎麼辦？畢竟極少數人經歷過瀕臨

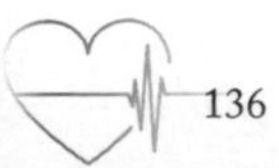

死亡的時候，如果他想活著，卻因為簽署「放棄急救同意書」而不能施以急救就死亡了，這是對的嗎？

關於醫師的心態，也是十分「兩難」的。醫師自己會產生一種病人是因為自己醫術不好才會死亡的自責心理，這也對醫師的生涯造成了極大的衝擊。

****

※友善的溝通※

—張湘筠—

在〈杭州南路〉這篇文章中我看到醫生的兩難。醫生身為高知識份子，不願放棄任何一個他手中的患者，很多醫生甚至認為沒有救活病患即是失敗，而這種過度的自負感可能造成病患無法善終。如同文章所提及，先生的父親在臨終前的樣貌可說是慘不忍睹。除了醫生對病患的完美主義外，還有我們對「救不活」的定義不明確，所以導致醫生無法判斷重症病人是要全力搶救還是要放棄治療，在這時他們會選擇將「兩難」的問題丟給病患的家屬，而多數家屬因為無法承受和家人生離死別的痛苦，所以會選擇搶救病患。人工CPR 對肋骨的壓迫、插管治療可能造成病人口腔的損害，如果到最後病患還是不幸身亡，家屬因而控訴甚至是提告，這不論是對醫護人員還是家屬來說都是兩難。

所以我覺得病人的善終基本上不是掌握在醫生手上，而是取決於病患及病患家屬。如果他們彼此能於事前有效溝通過、放得下並看得開的話，病人的善終自然不在話下。

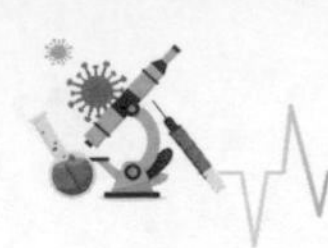

—林筠婷—

醫生面對是否要搶救病患時，心裡的「兩難」真的不會比家屬少——如果救了，但最後七孔流血、肋骨全斷，以這樣的面貌面對家屬，醫生心理的壓力是我們無法想像的；如果不救，則可能讓家屬蒙上愧疚的心，進而走上法律途徑。而這樣的問題卻一而再再而三的出現，我覺得最主要的問題不是醫生在面臨兩難時將問題都丟給家屬，而是醫生沒有在問題上好好跟家屬溝通。例如；對於末期病患，醫生與家人一定都了解病患有多痛苦或是還能再撐多久，而這種事病患自己也知道，因為那是他自己的身體啊！一個從出生用到現在的身體，應是再熟悉不過的了！所以醫生在面對是否進行最後搶救這樣的問題時，應該要找個機會先跟家屬、病患聊一聊最後該如何處置，以病患的意願做為最優先的前提來討論。一開始家屬肯定不能接受，但如果是真心孝順的家屬會慢慢接受這個事實的，並想辦法讓病患有尊嚴地離開。這樣在最後關卡時，醫、病、家屬的意見便會趨於一致的，也能避免掉很多不必要的麻煩。

—夏子嵐—

友善的溝通也許可以改善這個問題，但是我覺得在面對親人的生離死別的時候，不要說友善了，能理性地去分析當下的情況就已經很好了。當人在面對巨大的悲傷時，性情大變也不是不可能。前一秒可能才說好讓病人善終，但真正面對別離時，可能又會捨不得了。到時候如果人很不幸地走了，又回過頭來責備醫事人員。我相信這種事不是沒發生過。每每遇到這種「兩難」的問題，總是沒有一個完美的解答。我們只能不斷地去討論，找出更好的方法。友善溝通的方式一定也有某些程度的效果，至少是對彼此的一種保障。

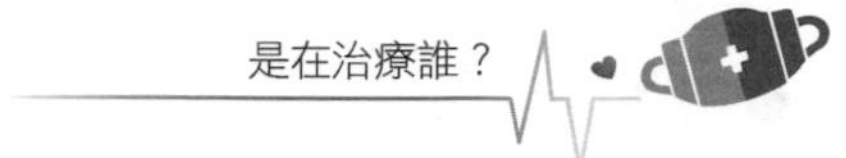

****

※糾結※

－林于茹－

在台灣，醫事人員所受到的往往都只有被教育該如何去「救」，從來都沒有教導如何「不救」。且醫事人員被社會的既定印象所束縛，總認為醫事人員的使命是救人，所以每當面臨一位需要急救的末期病人，內心都會有「兩難」出現，糾結著到底要「救」還是「不救」。「不救」就會有種違背道德良心的愧疚感，違背當初授袍的誓言，甚至被社會怪罪是個不盡責的醫護。明知道救活病患的機率極低，且換來的可能是佈滿全身的管線及面目全非的容貌；更可能有損病人最後的尊嚴以及造成家屬心中揮之不去的陰影，這樣仍舊要堅持搶救嗎？

如果是我，除非病人或家屬有簽 DNR，不然我可能還是會持續搶救，因為這某方面可能代表著病人的求生希望，也可能是幫助病患與家屬間能多延長彼此相處的時間。就算家屬要求急救是因為某些家庭內部因素，例如遺產問題等等——這樣的幫忙急救會不會成了共犯之一？我覺得為了遺產而強制延續生命看似很不人道，但換個方向想，說不定其實病人本身也希望自己能多活一下，直至家屬們順利領出那筆錢，這默默地也等於間接幫助病患完成了其最後的心願。

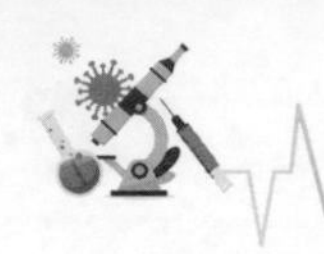

—楊諺承—

如果我是醫生，我還是會繼續搶救，除非是家屬有簽 DNR 才另當別論。某個層面上，醫生會著手搶救，也是為了自保。如果擅自不救，換來的我想不太可能是家屬的認同；因為在面臨喪親之痛，沒人可以很理性去冷靜思考這個議題，家屬也更不可能想到，其實醫生不救是為了讓他的家人善終。而家屬也可能抱著「如果醫生有搶救的話，或許家人還有希望」的想法，轉而怪罪醫生等等。

其實我不太認同文章中的一段話：「原因是在於主治醫師，沒有辦法接受病人死亡的事實，他把病人的死亡當作自己的失敗，所以不顧一切後果拼出來的成績。」真的是醫生很想這樣嗎？家屬不在原因裡面嗎？原因都加諸在醫生身上不太合理吧！現在醫病關係越來越趨於平等，病人、家屬甚至都快比醫生大了，哪有可能是單純醫生「想要」救到底，就能支撐這個重大決定了。家屬的不想放手或是一些現實的緣故：如財產問題，才更有機會是造成病人不能善終的罪魁禍首吧！

—莊詠筑—

文中患者悽慘的死狀，不是源自於給家屬的交代，卻是在「治療」主治醫師，這種現象到底是導因於哪裡呢？

我想無非是那些醫學教育只教導了醫師如何去施救患者，卻沒有灌輸他們生死學相關的教育，使他們無法輕易的「不救」。然而，當我們轉個念頭去思考，或許醫師的「竭力搶救」，是基於對自己的保護，抑或是家屬不願放手的結果。想想現在的「醫病關係」是建立在一個相互不信任之上，更不用說常常聽到有醫療糾紛的產生。更可悲的是，還有一個選項就是遺產繼承的問題。比起患者的生命善終與否，家屬更在意的是遺囑的內容和成立；寧可堅持要求醫師必需硬把患者的命拖著，也要等到他們確定遺產分割……或許其中更會吵吵鬧鬧，爭執著那些生不帶來，死不帶去的附屬物。

****

※是在治療誰？※

－陳郁慈－

想討論這篇的其中一句話「是在治療主治醫師啦！」讓我想到了一個矛盾：作為一個醫生，他的專業知識應當是能夠判斷該「救」還是「不救」的，但當下的「救」與「不救」，似乎不是醫生能夠決定的。「啊！這個醫生救活比較多人，比較神啦！」這句話感覺也不陌生。就結果而論，醫生救活的人的確成為了一種「成功」的標誌，比起不救活可能面對往後可能的內心愧疚，救活這個人似乎對於醫生來說有更多外在的鼓勵與正向看法。

因此，醫生的決定就影響了他如何對家屬解釋 DNR，許多的專業知識都是家屬們不知道的，他們不知道做了這些急救後會產生的負面影響。卻有許多醫生過於主觀地只跟家屬說存活率，只希望病患不要死在自己的手裡，這樣的治療根本不是治療病患及病患家屬，而是在治療自己面對病人逝去及家屬不知所措的耳語。成績原來也影響了醫生，進而影響了家屬的判斷。在這樣「成績」的影響下，醫生是否能追求病人的死亡品質就成了「兩難」，而這樣的結果就實際發生在杭州南路上。

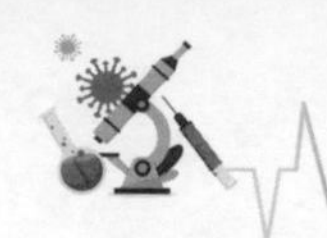

—陳峻鋒—

「是在治療主治醫師啦！」這句話真的令人印象深刻，醫生面對的壓力來自上級、家屬、病人；然而當他將所有心力投入治療，卻不見得能夠看到正面的結果時，這樣的過程對於醫生來說實在煎熬。當醫療團隊判斷 DNR 對病人是個好選擇時，醫生卻同時要面對自己的成績與如何跟家屬溝通，甚至有時候 DNR 都簽完了，在病人生死交關時家屬卻又反悔，醫生必需不斷地面對這些事。到底是該救病人？還是讓病人好走？至今也沒有完全正確的答案，也就只能選擇讓自己安心的做法。

說放手談何容易？

《救不了病人，救家屬‧.生死迷藏2：夕陽山外山》[1]

江明鏵、蕭稚荏、張力予、朱浩銓、林郁著、許家瑀、黃皓緯、李晉群、劉佳如、張湘筠、陳峻鋒、劉濰維、楊諺承、林于茹、林辰晏、莊怡煊、于　瑄、丁珮萱、陳麒文、徐敏榮、林珂聿

‧故事大綱‧

台大醫院創傷醫學部暨神經外科主治醫師蔡翊新醫師提及其於民國89年，擔任第二年住院醫師時，在精神外科加護病房輪班時，全力搶救一位肝硬化併發食道靜脈曲張的病患的疾病故事。此病患因消化道出血休克，因為此病患是跟神經外科加護病房借床，所以主治醫師在交代完要幫病患輸血，總醫師也交代要盡全力救治病患後，便離去了。接下來的照護與救治此病患的工作得由加護病房的醫護人員接手，無奈，在幫病患輸了大量的血液、灌了大量的點滴後，還是無法維持病患的血壓，只得幫病患打上強心劑，但其副作用造成心律不整……心臟不跳了，又得幫病患實行心肺復甦術。在進行心肺按摩，聯絡主治醫師病人狀況時，蔡醫師想勸家屬簽DNR同意書，放手讓病人好走——無奈家屬猶豫不決，只好聽從主治醫師指示繼續急救。從凌晨一點鐘CPR搶救至三點多，家屬看到病人肋骨斷裂，口冒鮮血，才願意簽署DNR同意書，讓病人離世……。

[1] 《救不了病人，救家屬‧.生死迷藏2：夕陽山外山》。205-212頁。黃勝堅著。大塊文化出版，2011。

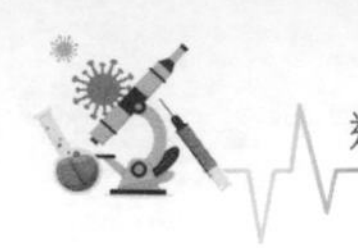

▌· 閱讀反思 ·▌

－江明鏵－

在現今的醫療環境裡，許多醫生仍然不願意面對病人臨終的問題。即便他們都知道這個病人已經無藥可救了，可是迫於家屬或是上頭的壓力，他們還是會選擇做一些無效的治療，表面看似在延長病人的生命長度，但事實上只是因為沒有人願意扛這個責任，願意告知家屬實際的情況。由此現象可知，我們對於醫療上的「安寧照護」及「善終」的領域，還有很大的努力空間。必需要有人去教導醫療人員如何面對這類的病人，並且與他們的家屬好好溝通，更要向家屬完善地解釋 CPR[2]以及 DNR[3]兩者所帶來的影響，讓他們充分地了解病情，而不是一昧地告知他們善意的謊言！相同地，在日常生活中，一般的民眾也該去學習如何接受喪親之痛，並且相信醫療人員的專業以及建議，而不是堅持己見，認為自己的思想才是最正確的。在病人生死交關時，醫生及家屬間的「醫病關係」其實是很重要的，兩者必須取得各自的平衡，避免不必要的糾紛以及誤解！

****

---

2 CPR：cardiopulmonary resuscitation；心肺復甦術。係藉由壓胸按摩以恢復患者的呼吸及血液循環並確保腦部維持正常功能的救命術。

3 DNR：Do Not Resuscitate。係不施行心肺復甦術；拒絕心肺復甦術或維生醫療。

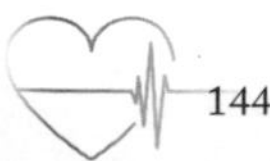

－蕭稚荏－

我覺得這一篇〈救不了病人，救家屬〉的體現更像是給家屬們更加完整的資訊，讓他們做出一個讓他們日後不會後悔的決定。但除非能 100%證明當下是怎麼搶救都沒有用的，要不然我認為家屬心裡一定還是會有一個心結：若是當時選擇了急救，會不會就剛好把人給救了回來？我認為真正有救到家屬的是後面有一篇避免讓小女孩們的父親死在急診走廊上，讓她們對於社會的人情冷暖不至於感到失望，讓她們父親有個體面的地方去世，那才是真正意義上的「救家屬」。

而我認為在文章中，許多的醫師都無法接受失敗，雖然每一個人都了解現代的醫療有著它的極限；醫生也並非是神仙，不可能治百病，起死回生。我相信那一些以自我安慰把「放棄治療」導致病人死亡歸咎於家屬的選擇時，醫生的心裡也是鬆了一口氣，不必背負著救治失敗所產生的心理折磨。正如後面沒有任何一個醫生願意背負著生命的選擇，自己親手關掉呼吸器一樣——不管是誰做出了怎樣的選擇，都一定會有著許多壓力的。

****

－張力予－

看完這篇文章我的感觸很深，其實這本醫學人文合集裡面非常多關於「DNR 同意書」的故事，也多次的提及：簽訂同意書並不代表放棄這位病人，而是在病人已確定難以回天時，給予一個有尊嚴的樣貌、不受任何痛苦的離開人世。其實這合集帶給我很多不同的看法，起初我看待 DNR 的想法跟大部分家屬一樣，認為 DNR 不

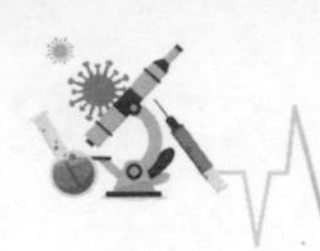

就代表放棄了病人、放棄了他的生命了嗎？但不只這篇故事，在多個生命故事裡，我看到了真實的面向。醫生在病人還能挽救的狀態，拼命地給予他治療；但若這位病人已備受折磨，遊走在生死關頭，醫護人員能做的便是給予他一個能夠輕鬆離去、不帶任何痛苦的離去。

這篇文章還有另一個容易被忽視的面向，就是：醫護人員的心理狀態。他們若能將病人看待成一個人性的個體而不是案例，將自己換位思考帶入這個個體，深深體會他們的心理狀態。就像其他故事裡的醫生，總是能從病人的眼神狀態，讀懂了他們的心，進而說服家屬給予他們舒適離去的機會，這也是醫護人員需要去面對的課題。電影《搶救生死線》裡的女主角便是另一個例子。她認為我們搶救病人便要全力以赴，不管他的狀態怎麼樣，只要家屬想要病人留下就要搶救他。其實這兩面的看法沒有誰對誰錯，而是這個醫護人員心裡有沒有蘊含醫學人文，將病人看待為一個需要被尊重的個體而不是一份工作。

最後我從這個課程領悟了一個道理：人人在面對「兩難」時，應以人文的角度去看待，將他人的立場狀態帶入自己而不是將自身想法無限套入他人身上——像這篇故事一樣。我們醫護人員在領悟這項道理後，進而去開導家屬，別讓他們在親人離去後，留下不可磨滅的遺憾。

****

—朱浩銓—

我覺得往往很多送往急重症病房的病患之病情以及身體狀況已是非常不樂觀了，有時能夠挺過一兩次突發的狀況，卻不見得下一次依然能夠順利過關。但是面對親人有可能隨時離開、下次究竟該不該救到底這個問題，家屬們往往是有著逃避的心態，不想去面對或討論的。

而在急重症的病人中，最常遇到的狀況就是：病人本身未曾表達自己到底想不想要被「救到底」的意願了。這點也確實讓家屬非常的「兩難」。然而，如果此時醫生願意主動和家屬談起之後的病人醫療方向，讓家屬必須得面對這個問題，或是和家屬進行病人的醫療狀況分析，讓家屬在做決定時至少能有點頭緒。我認為這些對於醫生在面臨病患生死關頭時究竟該如何應對也是有一定幫助的。如果說「救人」是醫生的天職，那在患者還未壽終正寢之前，是否就應該開始先去想辦法，讓避免活著的人心裡生病呢？讓病人能夠以最理想的方式離開人世，也讓留著的人能夠在心中不要有遺憾才是最好的解決方式吧！

****

—林郁著—

很多時候我們都在執著「活著」這件事，似乎是只要還活著就都還有一絲的希望，我們也不太去思考病人本身的想法和意願……。重症的病人哪裡還可以講話呢？常常都是家屬或是醫生在做最後的決定：在決定「去」與「留」。就連醫生也是如此，把病人的「生」和「死」當作是自己的「成功」和「失敗」，彷彿救不活

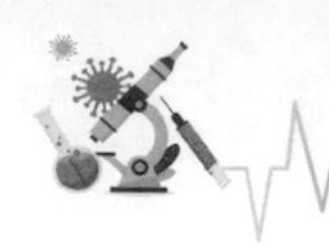

就是在自己的職業上烙下一個記號。

我覺得「學會放手」是人生中一個重要的課題。如果病人的情況已經到了最後的關鍵，為什麼還要執著去做無謂的搶救呢？那些無畏和過度的搶救只會對病人和家屬造成二次的傷害。如果家屬眼睜睜地看著自己的親人，因為做了過度的搶救而導致在臨走前的不堪——這樣的景象豈不是會烙印在家屬的心中一輩子嗎？假設我們醫護人員真的無法救治病人了，為什麼不先救救家屬呢？至少能去幫助到家屬不會再有二次的傷害。「生」與「死」常常都只有一線之隔，醫護人員更重要的應是要有一顆體恤家屬的心。

****

—許家瑀—

其實我認為〈救不了病人，救家屬〉和〈媽媽最後的保護〉這二篇文章有點相同，雖然病人救不活了，但透過醫生持續的搶救，讓家屬有更多的時間去處理自己失去病人的情緒，進而可以好好地活下去，這也間接算是一種心理治療。而在〈媽媽最後的保護〉這篇中，媽媽堅持想要孩子可以如生前帥氣地離開，至少在自己見孩子最後一面時，可以留下他最好的印象。當媽媽可以看到孩子人模人樣的離開時，我想媽媽的心中也會少了一些遺憾，至少在往後的日子，不會一直覺得愧疚自己的孩子，這也算是一種善終。此兩篇文章主要都是在治療家屬失去死者的痛，也想到近日國標女王劉真的逝世，她的逝世來得突然，也讓最愛她的老公辛龍措手不及。我相信，或多或少辛龍也會懊悔當初為何要支持劉真去動手術，若不是堅持要生出健康的第二胎，現在劉真可能還是可以靠藥物控制，和女兒、自己一起過快樂的生活。從螢幕上看到的辛龍，可以感受這件事對他的打擊很大，也希望有人能協助他，讓他走出傷痛。畢竟，救不了病人，救家屬。

****

※兩難※

—黃皓緯—

雖然救人是醫生的本能，但是有些人確實走到了生命盡頭，就算用盡所有醫療資源也救不回——此時就會面臨到了「兩難」：到底是要努力搶救病患到生命的最後一刻？還是如實告訴病患家屬當下無力回天的情況，好讓他們做出 DNR 的選擇？我認為，病患在生命的結尾，過多的搶救反而是另外一種痛苦。其實都能理解家屬想把至親留在身邊，但是病人在搶救過程所受到的傷痛不比患病時來的輕鬆，搶救反倒是第二次的負擔。那麼作為醫生，我想確實應該提早和家屬說明情況，也讓他們明白後有更多的心理準備同意DNR。屆時家屬若執意搶救那又是另一回事了，畢竟醫生也和家屬說明實際情況了，那麼事後家屬也沒有什麼理由去指責醫生的搶救無效或者是引起無謂的醫療糾紛。

面對家人的離去，任誰都會難過，醫生如果能夠事先說明最壞的情況，或許才是真正能夠幫助家屬更快走出傷痛的一個環節。醫生沒有講明白，那在往後的過程裡，家屬都要活在未知與恐懼下，到時若真得不幸過世了，反而成了壓垮家屬心裡的最後一根稻草。

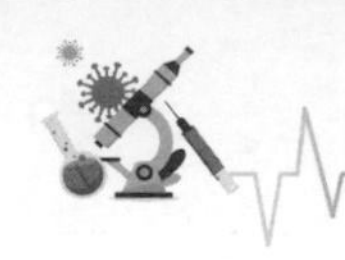

但是，在提早說明的情況下，在告知病患病情嚴重性到其過世這段期間會讓家屬有更充分的心理準備。這樣，在家屬最後同意 DNR 時也比較不會猶豫不決。我想這正是「救不了病人，救家屬」的意旨吧！

—李晉群—

我覺得現今的醫學教育也應該要包含法律與醫學人文，因為傳統醫療的觀念就是不希望自己的病患死在自己的手上，因此若到了需要急救的時候，醫師與護理人員都會盡全力的搶救。可是搶救後的後遺症可能因為腦部缺氧而終身成為植物人；或是在心肺復甦術中壓斷了好幾根病人的肋骨；或是因為心臟衰竭又得大量輸液維持病人的生命，導致全身水腫，這些都是在書本上可以看得到的病人淒慘的故事。我覺得 DNR 是臨終病人的救贖，可以讓自己選擇要不要急救，也可以讓自己軀體能夠「完整」地走向人生終點。而，醫護人員也應該明瞭 DNR 對於病患的影響，而非盲目地去搶救導致更大的遺憾發生。

—劉佳如—

這篇文章不只呈現出兩個人性的「兩難」，還點出了一個醫療從業人員的致命傷。

兩難的部分可以分別從主治醫師和家屬面對臨終病患是否要放棄急救來看。從醫師的角度而言，醫師所受的教育教導他們必需極盡能力拯救病患。但是在面對臨終病患時，他們卻面臨了「兩難」：他們要不計一切代價拯救病患？還是要讓病患善終？我認為，醫學不應只重視延續生命的長度，更應該提升生命的品質。雖說生命的存在本身就具有意義，但是若走到生命的盡頭時無法以有尊嚴的方式離開，最後的這段時間似乎也失去了它原有的意義。因此我十分認同病患在其還有自主意識時簽署DNR，那除了是對家屬的體貼，也是對自己的解脫。

從家屬的角度而言，是否要簽署DNR就成了他們的「兩難」。身為病患的至親，當然希望病患能從疾病解脫，然而當醫療也束手無策時，他們必須決定要不要中止無謂的掙扎。簽署DNR的確能讓臨終病患善終，但家屬可能認為是自己親手結束了親人的生命而身陷於自責之中。所以，在病患還有意識時事先予以討論是否要簽署DNR便成了非常關鍵的步驟——唯有達成共識，生命才能善終。

這篇文章也提到了一個醫師養成教育的詬病，醫師沒有被教導如何面對生命的消逝。對一些醫師而言，病人在他們手中過世等同於他們的失敗。他們無法接受失敗的發生於是拼命無謂地急救，導致病人過世時的身形和容貌早已扭曲不堪——這對家屬而言反而是比病人死亡更大的打擊。這也凸顯了醫學人文教育課程的重要性，透過課程和疾病故事，我們對生命的價值有更多的反思並期許自己能成為更有溫度的醫療從業人員。

—張湘筠—

確實在醫療過程中處處有兩難。從醫護人員的角度來看，「救人」和「善終」之間有衝突；在緊急搶救的情況下，大部分病患的身體應該有多處損傷。使用急救維生器具對病人的身體會造成無法磨滅的傷痕，只為了讓他們勉強地在這個世界留一口氣，這既沒有對病人完成善終，急救的過程對病患來說也是一種折磨。從家屬的角度來看，多數病患的家屬既不想看到家人繼續痛苦下去，也不希

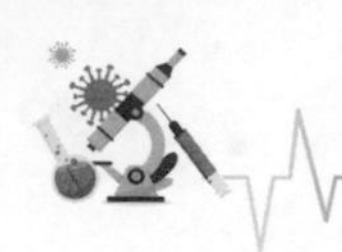

望自己心愛的家人遺體變得扭曲不堪，更不想要病患離開自己身邊。說起來家屬是最自私的，他們很少去想到躺在病床上的親人的痛苦和無奈，他們只看到病人還留在自己身邊。多數的家屬是不願意面對和親人生離死別的痛苦。我認為這時 DNR 的存在就非常重要，它雖然只是白紙黑字，但卻代表了病人的意願和想法。當簽下 DNR 的那一刻，即代表病患決定在病危時放棄搶救，家屬和醫護人員應該聆聽病人最後的請求並尊重他做出的選擇，而不是強迫他留在人世。

—陳峻鋒—

對於醫療人員而言，只能按照自己所學或上級指示治療病患。然而當病患病情每況愈下、許多併發症發生，每天所做的治療也只是在拖延死亡的時間——這時，醫療人員就得面對「兩難」，要和家屬談 DNR 嗎？要是醫生不願意放手呢？但，要是坐視不管真的會出現奇蹟嗎？又或許是病患的死亡造成更多人的遺憾？

文章說許多醫生不太願意主動和家屬談 DNR，因為過去許多醫生認為：「讓病人好走」等於「放棄」，等於是承認醫療上的「失敗」。而家屬卻抱著「一定能夠治好患者」的想法要求醫療團隊全力以赴，在沒接受到醫生專業判斷的情況下不太可能考慮 DNR，直到看到自己的親人的身體被各種治療折磨地不成人形才後悔。我認為與家屬談 DNR 的過程必定是困難的。但面對病情，醫療人員必需要將病人的病情資訊、治療的後果，盡量完整地告訴家屬，讓家屬慢慢接受，並站在病人的角度思考如果繼續治療無法改善病情。那還該繼續急救嗎？

醫療人員必需面對來自病患、家屬與上級的壓力，然而卻沒有足夠時間調適自己的情緒，唯一能做的就是將團隊認為最好的做法告訴家屬。救不了病人，那就救家屬，幫助他們做出對病患最好的決定，才能在親人過世後讓生活能夠步入常軌。

****

— 劉濰維 —

在這個肝硬化併發食道靜脈曲張病人的案例中，我發現兩件令人難過卻可能經常發生的事。第一，病人從就醫、住院到多次面臨生死關頭甚至死前都沒有被任何醫生告知有關 DNR 之事。第二，家屬因為不清楚病人意願而猶豫是否簽署 DNR，甚至是因為看到病人被急救後的慘狀才決定簽署。我覺得不當之生命末期照護是一種惡性循環——醫生與病人、家屬未能清楚溝通以及民眾對於安寧療護的陌生是關鍵原因。醫生全力搶救但未能救活病人後被家屬提告；這使得醫生明知病人已無希望卻仍做無效醫療，導致病人面目全非甚至還盡可能地把責任推給家屬，因此醫生與病人、家屬間的關係只會越來越糟而且無法善終的病人會越來越多。

黃勝堅醫生說過「是因為有醫生，病人才能活？還是因為有病人，醫生才能活？」醫生的職責不只是救活性命，而是盡可能讓生命更美好，也就是在做出醫療行為時將病人的尊嚴與生活品質納入考量。在病人情況嚴重到無法扭轉時，醫生不能因為害怕而逃避溝通，除了應清楚告知病人或家屬實際病況與急救後的副作用，更應勇敢提出 DNR。最理想的狀況是醫生、病人與家屬一起針對末期照護進行討論與決策。如此一來，三方能取得共識，病人與家屬也才能彼此說出內心話、不留遺憾。我很喜歡黃勝堅醫生的理念：「我

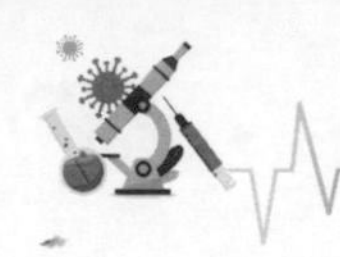

救不了這個病人，但我會好好照顧他。」救不了病人不等於完全放棄，醫護人員其實還能為末期病人多做些事。畢竟，醫護人員對末期病人真誠用心陪伴與付出，家屬能夠感受得到。

****

※標準作業流程※

－楊諺承－

看完〈救不了病人，救家屬〉這篇文章，使我感觸很深，也得到許多反思。文章中提及：「以前的醫師是不太去顧及將死掉的病人，這牽涉到人性的很多面向。他會覺得讓病人好走等於放棄，也等於承認醫療上的失敗。」而我也認為，醫生之所以會以執行「無效醫療」為優先考量來面對一位行將就木的病患，而非向家屬們討論是否簽署 DNR 同意書，有幾個主要的思考面向可以觀察。首先，醫師在醫學院所受的教育中，不斷地在養成當面對病人處於這樣不利的狀況中，首先應該做什麼、而後再執行什麼，甚至可以稱作是一套 SOP[4]。想當然爾，當醫生遇到類似情形，他下意識的反應、反射，就是停在腦中的那套標準流程，也就是執行一連串的急救過程。其二，如同文章內有提及的部分，醫生不太能接受病患在自己的手中回天乏術，可能是出於內心的不忍心，也或許是不能接受自己的職涯中，帳面上多添了一筆不好的紀錄等等。

最後我覺得，假如我是位醫生，我可能也還是會選擇固有的模

4 SOP: Standard Operating Procedures。即標準作業程序。

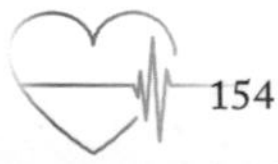

式執行無效醫療，因為至少會遠離「疏於救治」的點評。且萬一病人最後走了，也不會萌生「是不是我們當初努力不夠」的想法，可能是求個內心的心安，並消除外在可能會對自己疏於救治的控告吧！

—林于茹—

或許 DNR 在某些依舊支持無效醫療的醫師眼裡是個荒謬的東西，因為他們認為既然身為醫師，想當然他們的本分也就是救人。所以面對眼前的病人，不管是輕微症狀抑或是末期病人，只要心跳尚未停止、只要還有「救」的機會，則一律都會施予急救。醫師們會有這樣的決定不可否認可能是來自於內心道德層面不救的愧疚感，也可能來自於醫師本身的追求完美，所以絕對不容許有任何一位病患死在自己手上。當然這也可能歸咎於醫師們在學校所受的教育中，從來都沒有教導醫師該如何「適時」的「放手」。所以當醫師進入職場後突然面臨這「救」與「不救」的困境時，因為不知所措，所以最終仍舊選擇他們最熟悉的急救流程。

但換個方向想，這看似狠心的 DNR，何嘗不是個既保護醫師又維護病患生命里程中最後那一絲絲的尊嚴。有了 DNR，醫師在「不救」的罪惡會減弱許多，因為放棄額外急救的是病患、是病患的家屬，如此一來就不是醫師直接決定一位病人的生與死。此外，有了 DNR，家屬可以見最後一面病患的原貌，這樣也許可以減少一些分離的悲傷感。在某方面來看 DNR 也有它的好處所在。假使是我，我可能會在進行評估後，試著跟家屬溝通關於 DNR 的種種；如果被允許，那就不再施予無效醫療，著重在幫病患減輕其不適感，因為 DNR 並不等同於放棄治療。

****

－林辰晏－

閱讀完這篇文章後，我的想法是：當一個人的病情已經發展到需要進入加護病房急救時，家屬以及患者自身是否對這件事的後續發展，能有些心理準備或想像？雖然我並非第一線醫療人員，也不清楚重症病患在急救後能搶救回性命的機率是多少，但我想，「坦然」是人生中很難卻又不得不的課題。

在一次課堂中，有位同學所分享的一句話讓我印象極深：「家屬等待的也是一個機會。」確實，不試怎麼知道？但在嘗試之前，還能不能再考慮更多呢？也許醫療人員會說：「再考慮就沒時間了！」但，時間對每個人來說也能是主觀的。也許病患本身自覺時間到了，他也想如此安然度過此生，即使在疾病折磨下已經不成人樣——但，生來已經無法任由誰決定，死去誰又能代權？倒是有次我爸坦然對我說：「如果以後我生病怎麼樣了，那些急救插管什麼的就不要了，我想這樣簡單就好。」

也許生命的消逝會是慢性或急性的，就像癌症重症是慢性發展而來，而意外重傷則是快得令人措手不及。也許我年紀尚輕，興許會有人說我沒有資格勸人坦然面對，生命都還沒走到一半，人生百態還沒見識個一二，說放手談何容易？但人生無常，我們能否定嗎？我怎麼知道我就能夠活過人生半百呢？大家都想長命百歲，這是因為對未來充滿願景，可是對生命太過執著，會不會反而對自己太殘忍？又或者對他人太自私？我們常可以從新聞上聽聞哪裡又發生死亡車禍，感嘆尚有大好前程，憐憫尚有家庭老少，但屏幕外的我們，和此人素未謀面的我們，如何得知，他們的人生是否和我們一樣平順？是否就和你我一樣並非無時無刻充滿苦痛，我們不能否認世界上真有這樣的人存在，而人們就此替他們決定生命的去留，憑的是什麼？

也許這段言論充滿爭議吧！但我想說的，無非是坦然，希望自己在體悟到生命的意義後，也能既來之，則安之。處之，泰然。

****

※忌諱※

－朱浩銓－

確實在亞洲人的觀念裡能不談到死亡這件事一定就是盡量不去談到，雖然人們常常說「善終」也是生命中很重要的一部分。但當面對這道究竟該不該放棄急救的難題時，大部分活著的人還是會選擇不願意去替病人做決定。我想這一部分也是出自於害怕作出關於死亡的決定吧！也因此隨著醫療的進步，「善終」反而變成了一件更加困難的事情。而文中所提到的老醫生其實也是出自於其逃避的心態，所以，「救」，也只是從電話另一頭叫菜鳥醫生急救到底的指示。

我覺得這確實也是醫療體制上值得我們去探討的一個議題：當面臨一個大家都不願面對或是不知該如何跟家屬開口的問題時，位居更高職位的人是不是更應該出面去解決問題呢？而不是利用職權之便拿來當作閃躲問題的方法，到最後還是由年輕醫生出面來跟家屬談有關於 DNR 的部分。

—莊怡烜—

很多人都會覺得，要讓病患能夠決定自己的生命，因此檢討醫生對於「好走就等於放棄病患，等於承認醫療失敗」如此錯誤的想法。在此，我想提出一些想法。在台灣，一個醫師的養成，我想有一大部分是在高中、國中，甚至是在國小時就是名列前茅的孩子吧！在精英培養的教育下，相信這些莘莘學子對於自己的期望應該很高，可能是從小到大都第一名，可能是某方面的天才，絕對不容許自己有失誤的空間。在這樣的升學管道中，成為了社會中的佼佼者，得到每個人的尊重。如此的經歷，要如何能夠面對一個病患在自己的醫術下離世？我認為，縱使在許多專業訓練下，每位醫生都有能力去判斷病人的狀況；但是，醫生不是機器人，不可能完全沒有感覺的。更何況人文教育是從大學才開始，我想面對生命的凋謝由不得書本教育——在書上的，是他人的故事。由自己經歷淬煉出的強大心靈，才能足以面對讓病患「好走」。

—于瑄—

覺得「死亡」這件事對於家屬來說是多麼難被釋懷，看到自己深愛的家人要離開的那種感覺是多麼不捨。我也認為在華人的醫療體制下，很難去做到所謂「善終」。我認為在這方面的教育沒辦法有效地讓我們從「心」去了解和釋懷，在醫院或許所要面對的死亡是多麼習以為常；但每個身經百戰的醫生就算有面對過這麼多次的死亡經驗，仍無法保證可以帶領著家屬去面對他們親人的死亡，所以便可能讓病患背負著重大的傷痛離開。常常說活下來的人往往是最痛苦的，「救」是因為要承受巨大的傷痛，如果我們可以好好地做好生死教育的觀點，那面對「死亡」或許就沒那麼痛苦了。

****

－丁珮萱－

在我們念書時期，大部分就只教導學理上的知識，而出社會後基本上也不會特別有人和你提到關於生死這個議題或和家屬、病人之間的溝通技巧。的確，醫療人員的天職是要極力地挽救病人的生命，但常常會忽略掉病人本身的意願。在文中，很可惜的是沒有在第一時間和家屬做良好的溝通，可能是忙亂中忽略了告知 DNR 這個動作，但又或許是連醫護人員自己也不想面對失敗、不想承擔死亡的痛苦，所以選擇了變相的逃避。當了很久的專業醫護人員或許都還無法釋懷死亡所帶來的痛苦。如果醫護人員都無法坦然面對死亡的話，那家屬的心境肯定複雜許多。

「善終」短短的兩個字卻是人生中很難達成的願望，家人間的不捨和傷心其實對於病人來說都是很大的負擔。在雙方都已經努力的情況下，「放手」是對彼此都好的選擇——讓時間就停留在最美的時刻並讓病人有尊嚴又溫和地死去，或許這才是真正愛他的方式。

****

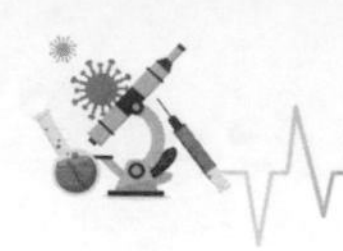

※醫療的「有限性」※

—陳麒文—

我想不只是家屬要學著放手，有些醫護人員更應該理解到，有時對病人最好的處置是關心(care)而不是無謂的治療(cure)。有些醫護人員因為其所受之教育或是觀念上的堅持，讓他們總是用盡一切挽救生命，但是卻不一定是有效的醫療，可能只是讓病人和家屬承受更多的痛苦而已。例如醫生如果幫病人插了管，病人卻醒不過來，現行法規也無法讓家屬進行拔管，這純粹只是讓家屬和病患又再承受更多的痛苦而已。

我很認同醫護人員應該引領家屬做出最好的決定而不要自責。即使再緊急，也必需讓家屬知道「救」與「不救」所代表的意義和結果，而不只是把「救」與「不救」的選擇題丟給家屬回答，這樣才真的是對大家都好的處理方式

—劉濰維—

面對一個病情無法好轉的末期病人，家屬一味想要醫護人員予以急救通常是因為沒有意識到醫療的侷限性或害怕留下遺憾。醫療是有其侷限的，這是每一個人都必須明白的事情。不管是因為什麼原因，家屬讓末期病人苟延殘喘地活著其實有點自私，因為病人真得很痛苦。比起活命，末期病人更在乎的應該是家人、朋友和自己所愛的事物，因此醫護人員與家屬如何陪伴與照顧末期病人才是關鍵。如果家屬想要讓病人與自己都不留遺憾，應該趁早把該說的話、該做的事都完成。我覺得應該把每一天都當作最後一天來過，能讓

人釐清生命中真正重要的人事物，珍惜周遭親愛的家人朋友並致力於完成想做的事情，而非在生死關頭捨不得放手。

—徐敏榮—

其實，有時候我覺得我們戴了有色眼鏡去看那些不願簽 DNR 的家屬與不願放棄個案的醫生，正因我們不是那些案例中的其中一個角色，所以我們會覺得安寧醫療是理所當然的觀念——但當我們身陷其中後，我們又有多少人能成為「為病人著想的醫療人員」呢？

我相信每一次的選擇放棄治療，家屬與醫生心裡都是很「兩難」的。正因為是自己負責的個案，所以理所當然地不希望他死；正因為是自己關愛的家人，所以理所當然地害怕自己的決定會錯失了他治療的機會。即便是家人與醫生都很關愛的病人都還是可能會發生「only 活著」的悲劇，正是因為醫生和家屬的心中都存著「兩難」啊！

我認為放棄治療已經不是單純醫療人員與家屬間的問題了，而是社會性的問題。如果安寧醫療的概念能成為普世的觀念，我想醫生與家屬也不會有「兩難」的問題，也不會有「only 活著」的悲劇發生。

—林珂聿—

我覺得在看過這麼多的案例後，我也認同人不只要活著就好，而是應該活得有尊嚴；醫療再如何進步還是有無法拯救的疾病。我會選擇簽下 DNR，自己的生命掌握在自己手中——然而若對方是自己家屬呢？能如此果斷地簽下 DNR 嗎？畢竟這等於放棄急救你的家人了。我思考後認為，若我們是真心愛我們家人，應該站在他

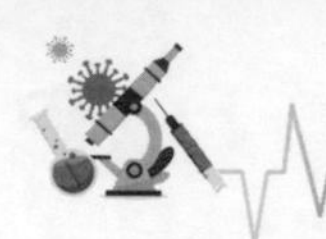

的角度思考並且尊重他的想法，若他想簽，那我們應該尊重他的決定。活著的人不能自私地想要對方活著，活得快不快樂也很重要。或許有些家屬無法接受這樣觀點，那是因為家屬之前還未思考過這樣問題。因此，醫生們所需做的就是好好地跟家屬溝通。溝通技巧也很重要，多多開導家屬讓家屬能夠放下與釋懷，讓病患一路好走，畢竟人並不是活著就夠了。

維持病人最後的尊嚴

《媽媽最後的保護. 生死謎藏：善終，和大家想的不一樣》[1]

于　瑄、蔡雅惠、莊怡煊、夏子嵐、翁慧婷、
蔡宜庭、林筠婷、謝適安、黃皓緯

・故事大綱・

黃醫師憶及於 2001 年，一位來自嘉義並已判定是腦死的病人。因病人已腦死，在兩周內病人會因心肺衰竭而死去。病人母親因不忍她才二十八歲大孩子，因生病而讓俊俏臉龐浮腫變形，慘不忍睹，哭求醫護人員幫忙讓她孩子離世時，不要面目全非。醫護人員各個都面有難色，為了安慰這位崩潰的病患家屬，黃醫師跑去跟其主治醫師商量，無奈主治醫師卻狐疑地回道:「人都要死了，還有差嗎？」黃醫師在說服病患主治醫師後，便出國了。半年後，病患家屬回來醫院跟黃醫師道謝，說到要不是因黃醫師的貼心作為，幫助其媽媽盡力幫了她孩子於離世時沒有走得面目全非，因而也幫助了他們的媽媽能走過其喪子之痛。

[1]《媽媽最後的保護. 生死謎藏：善終，和大家想的不一樣》。147-150 頁。黃勝堅著。大塊文化出版，2010。

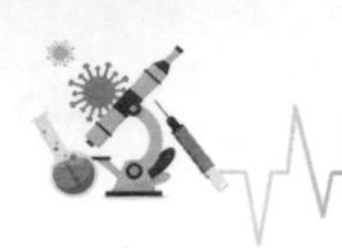

▌· 閱讀反思 · ▌

—于瑄—

在醫院中，有生有死，每個人的病況有嚴重、有輕微，不是每個家屬離開醫院都是帶著微笑的。醫生的天職就是盡心盡力地救治病患，每個醫生都把病患救活為其第一目標而全力搶救。但也不是每個人都有這種命運，有時候家屬的心情感受反而是醫生所要幫助的第二目標。對每個家屬來說，當最親的家人要離開，那種打擊是痛徹心扉的。在文章中那個醫生雖然沒辦法救活他的病人，但他卻盡力地幫助病患消除水腫。這看似是舉手之勞的事情卻讓家屬烙印在心中，讓病患走的時候帶著一點尊嚴有完整的體態離開，對病患和家屬應該都是最後的希望了。所以我認為 DNR 的教育是相當重要的，不只是應該讓醫護人員了解，家屬的了解也是相當重要的：讓病患可以帶著最美好的回憶、最少的身體傷痛離開，是一件好重要的事。我認為 DNR 不只是讓病患在人生最後一哩路可以舒舒服服地走，一方面也是讓家屬可以提前準備要離開的心情，一起去創造最後最美好的回憶。

****

—蔡雅惠—

出生，是大家都了解的事情，就算小時候不懂，也能透過家人、師長、教科書等等資源來了解什麼是「生」。可是「死亡」，沒有人知道何謂死亡。正因為死亡是個未知的謎，所以人們害怕，自己面

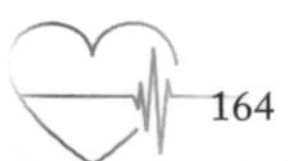

臨死亡的時候恐懼，面對他人離去，感到傷心、措手不及，因為從來沒有人教導我們如何去看待「死亡」這件事。對於那位幫助腦死病人消腫的醫生，我非常認同他的作為；雖然對醫護人員來說，還要幫忙做這些額外的事情可能會多一些工作負擔。可能有些人會覺得是多此一舉，像是文中的主治醫生他就覺得既然人已經要去世了，遺體都會火化變成灰燼，有必要再做這些瑣事嗎？可是對於那位母親來說，她僅存的微小心願就只有希望他兒子能夠恢復正常的臉去迎接人生的最後一段旅程。我認為只要在我們醫護人員能力所及、合乎法律和道德倫理且不是傷天害理的事情，我們都應該盡力去幫助病人以及家屬，雖然可能沒辦法拯救病人的生命，可是還活在這個世界上的，還要繼續往前走、努力過生活的是病人的家屬。對於這些家屬，那怕我們只是付出一點點關懷，他們也能感受到這份溫暖，更有勇氣面對接下來的人生。

****

－莊怡煊－

在本篇文章中，以一個做為母親的角度來看自己面臨死亡的兒子。文章中，這位母親已經接受了自己親生兒子即將離世的事實，縱使白髮人送黑髮人是誰都不樂見的，但這位母親為了兒子的尊嚴，向醫生求助保護兒子的面貌。已經過世的兒子或許體會不到，但我認為，母親的此舉表面上看似是為了兒子，實際上，是為了自己：讓自己看見兒子能夠人模人樣地走，才不會讓作為「母親」的這個職位失職，才不會在午夜夢迴中又看見親生兒子慘不人睹地離

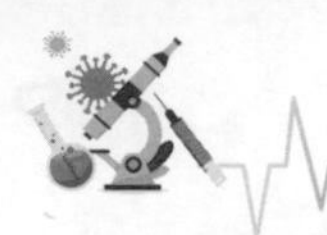

開人世，能夠讓自己早日抽離喪子之痛——只是或許她自己並不知道為什麼會有如此念頭。我很認同一句話：「讓自己好好活下去，才是懷念逝者最好的方式。」在生死交關的時候，作為活著的家屬、親人、甚至是醫生、護士，皆希望自己能夠為這垂危的生命再多做些什麼。有些人會歇斯底里地要求喚醒病人的方法，這位母親做了不同的決定，既然挽救不了，那就讓他安心地走吧！活著的人才更應該要好好地生活。

****

-夏子嵐-

也許對某些醫生來說最重要的是有沒有把病患救活，但對家屬來說不一定是這樣。故事中的黃醫生隨手的幫忙卻給了家屬極大的安慰，我想當我們換位思考的時候並不難想像。當然在面臨死亡的時候，我想沒有哪一位家屬會願意放棄自己至親的生命；但是為了強行挽回一個人的生命而讓一個人變得殘破不堪時，如果是我也會選擇讓家人有尊嚴、體面地離開。就像故事裡的媽媽懇求醫生為她的兒子保留完整的樣貌，看到自己懷胎十個月生下來又辛苦扶養長大的孩子在死的時候是那麼慘不忍睹，那種悲傷可能已不能用撕心裂肺來形容了。所以當在面對這種生命與尊嚴的抉擇時刻，真的很值得我們思考該怎麼去衡量，該怎麼做出最照顧病人同時也能照顧到家屬的決定。

****

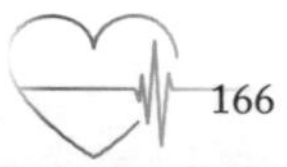

※說話的藝術※

—翁慧婷—

人活著的定義是什麼？也許從醫學的角度來說，只要存在呼吸和心跳就是活著；但若是一輩子無法走動和講話，這種狀態在我心中是已經死亡的。媽媽當然不能接受小孩在她面前逝世，但更不能接受的是他受苦受難。站在醫護人員的角度思考，救援到最後一刻也許是他們的本分。但是若不理會家屬的想法，不管病人變成怎樣的模樣也去搶救，那這樣是不是把病人當作物品，輕視一個人的人生價值？我的阿嬤也深受心臟衰竭之苦，有時醫院方都會不顧慮她有個年過半百的脆弱身體，只要能治療的方法都通通嘗試，但看到阿嬤很痛苦，家人們包括我都感到更痛心，還好家人及早決定停止讓她接受會不舒服的治療，不然她猙獰的臉會烙印在我們每個人的心中，甚至後悔一輩子。醫生應該和家屬好好溝通，仔細評斷病人的狀態。有時我覺得院方說話的藝術比醫療技術重要一些，畢竟最終目標就是讓病人和家屬都能好好度日，而不是生與死。

—蔡宜庭—

「不管病人變成怎樣的模樣，也去搶救，那這樣是不是把病人當作物品，輕視一個人的人生。」常常醫師和家屬的想法會很不一樣，但當這種的情況發生時，或許沒辦法理解但也希望能互相尊重。在醫師有限的範圍內幫助家屬，也算是一種另類的成全病患與家屬們。

這讓我開始思考以後當我也面臨到一樣的狀況時，我也能忍下

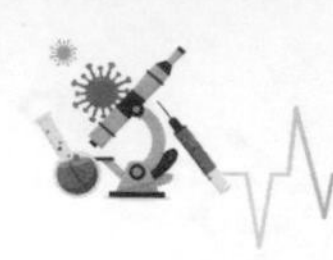

自己的不捨，讓我的父母親走得有尊嚴嗎？事情說起來容易，當真的面對時，一定有更多的想法充斥在腦中，這值得我們反思。再來我也非常認同所提到的「說話藝術」，如何和病患與家屬溝通是個很困難的課題；應該以理性溝通、以平穩的態度來代替情緒化的字眼與反應。家屬也應該避免這類問題發生，這個課題並不是只屬於醫生單方面的，如此一來爭議已久的醫病關係也能有所改善。

****

※傾聽※

—蔡宜庭—

看完這篇，讓我想到上周看的電影《搶救生死線》。裡面有個重症女孩在血壓過低時需要搶救，女孩的媽媽也拼命地要醫師們搶救，但身為專業的醫師們知道就算搶救起來女孩也活不久，而且在搶救的過程中，肋骨斷裂、內臟破裂等情況也是有可能發生的。與其讓病人承擔這些痛苦，不如就讓病人好好地走，如同文中的母親，認清了孩子的死，而最後只求孩子走的時候可以人模人樣。

文中，儘管醫師努力做了許多但對病人和家屬解釋的少，特別是面對「往生」這件事時，傾聽他們的需求更少。很多時候多留一些時間讓家屬了解病人的情況也是必需的；給家屬充足的時間，或許可以讓病人走得有尊嚴，如此也能減少病人和家屬的痛苦。

最後講到一句很引人省思的話，分享給大家：幫助病人善終，本來就是醫師的職責！但不要有種迷思是醫生只能醫生而不能醫死。我們應該也要懂得「死亡」是另一種方式的存在，是指精神與愛的永遠存在於人世間。

－翁慧婷－

醫生不是一定要醫到人變成生龍活虎的狀態才是好醫術，有時已經做到極限了，剩下能做的就是為了家屬，甚至是替孩子的母親思考怎麼做才是最好的。因為不論怎麼做，除了遭受病痛的本人，最痛苦的莫過於在身邊一直陪伴著病人的家屬了。「善終」一詞我們常常在講，真正面對情況時也希望醫生能朝這個方向去實踐。醫院不應該是繼續增加人們痛苦的地方，而應該是拯救人身心靈的地方。「死亡」並不是結束，而是另一個開始——人的生與死到了最後關頭真的不是最重要的，醫院應該好好傾聽家屬的想法，並附加專業建議，給出最洽當的治療方式。

****

※難捨※

－林筠婷－

白髮人送黑髮人是一件多麼殘酷的事情，案例中的媽媽在面對繼續搶救與放棄之間的難捨是我們無法體會的。最後媽媽的決定終究是為了自己的小孩好，希望讓他能有尊嚴地離開這世界——儘管自己心裡有多麼不捨，也不願讓小孩承受更多的苦，傷痛由自己承擔。如果今天換作是我面對這樣的情況或許無法像這位媽媽一樣吧！人家常說的一句話：「等到抱孩兒，才知父母時。」寧願自己承擔一切的母愛真的非常偉大。

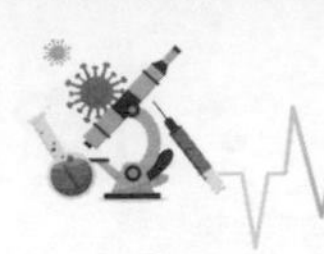

換個角度來想，當我們面臨父母病危時願不願意放手呢？如果不願意，是為了盡孝心還是為了旁人的眼光甚至是為了遺產還沒交代完而不放棄？想到這樣的情況不禁讓以後要成為護理師的我覺得兩難：對於不孝的家屬，醫生與護理師的職責還是要救到底嗎？還是要秉持我們的良心讓病患不再受苦呢？這真的是非常困難的問題。但面對孝順的家屬時，若已知病患再也救不回來，依舊要施行 CPR 或電擊，救到家屬都認不出遺體才能放棄嗎？或許這就是 DNR 成立的目的吧！讓每個人都有自己決定的機會，讓作主的人是自己，避免造成家屬感情的分裂或家屬的私心介入。同時也避免造成醫療資源的浪費，讓醫療用在刀口上。

—謝適安—

有時候家屬不放手，不單單只是因為捨不得；可能是為了一些利益而硬是留下病重的家人，不顧他會有多痛苦或是他自己的意願。以前看過一部電影，裡面有一對母女，女兒罹患治不好的癌症，這個媽媽有句話讓我印象很深刻：「我不希望我的女兒痛苦。」她停了一下，我以為她是要簽署放棄急救同意書，「但我不能沒有她。」之後當她女兒需要急救的時候，她發瘋似地大吼著：「你們快點救她！救她就對了！」後來才明白，她希望自己的女兒不再痛苦，但卻沒辦法接受自己的女兒離開自己。這樣是自私還是已經習慣了女兒的存在，所以不肯放手呢？

情感是很難分得清楚的，摻雜在各樣的情緒中間很難分得清堅持留下家人的原因是為了什麼。

****

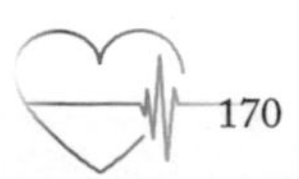

—黃皓緯—

「人都要死了，還有差嗎？」如果站在醫生的角度來想，其實也是情有可原的，試想醫院每天人來人往，醫務繁忙，剛送走一個病人接著又來一個，能夠不做醫生份外的事（例如文中媽媽的要求）或許可使他們在煩忙中抽身。但這只是單從一個醫生的角度來看，而這個社會卻不是每個人都如此冷冰，有些事情也可能因為情感因素或倫理道德而做出改變，這就是人文的涵養。醫生從讀醫開始，確實如同學所說的，更多的是鑽研知識，而不是在人文方面的陶冶，因此醫生會有這種想法，也合情合理。

但是文中的醫生後來卻有照著那位媽媽的心願去完成，讓我感到很欣慰，因為不單單只是救病人本身，病人家屬也同樣承受著痛苦。如果願意多花心思，思考病人家屬與病人間關係的互動，或許很多事情都可以變得更體面。

醫學人文典範反思

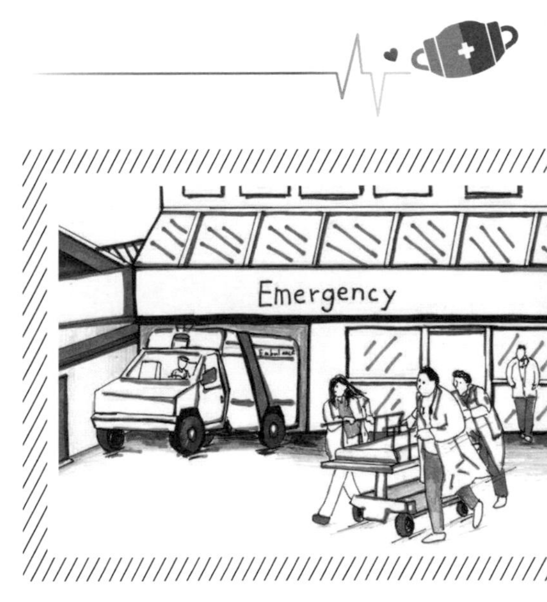

醫學人文典範：張裕泰醫師

林于茹

張裕泰醫師堅信「能夠幫助需要幫助的人，是一種福氣」；「除了要想辦法在治療過程中，減少患者的痛苦，還要關注到患者的心理層面，不時給予病患鼓勵與加油，讓病患安心，這才是視病如親的最重要的部分。」這兩句讓我想起之前曾看過賴其萬醫師的介紹，他說希望台灣醫學教育所教出來的醫師能夠像 Dr. Francis Moore 所說的：「醫生要能以三種方式來幫忙苦難的病人：話語、醫藥與雙手。」也就是醫師的手並不只是外科醫師開刀的手，而是一雙能夠安慰病人、拍拍病人肩膀的手。從醫學人文的角度去看，以「病人為中心」，時時提醒醫療人員必需加以警惕，用「同理心」來面對病患。

曾經有位醫師跟我說：「我們沒有資格去決定別人的生命，我們不是神，無法做神的工作，不論以後有無投入臨床，要記住醫師的本分是救人，不管種族、身分、膚色、性別、宗教都不能施予不平等的待遇，應謹記——醫人、醫病、醫心。」想必張裕泰醫師也是以這種想法去投入防疫及義診的吧！

張裕泰醫師面臨可以選擇輕鬆地當個只做份內事的醫師以及發揮大愛當個醫文典範的醫師時，他最終選擇發揮大愛，因為他堅信：「能夠幫助需要幫助的人，是一種福氣！」那福氣是自己並非等待救援者，而是背後那有能力的施予者。

這世上沒有誰希望自己是弱勢的一方，不管是金錢方面亦或是健康方面皆是如此。所以只要自己有能力，就會竭盡所能地去幫助，

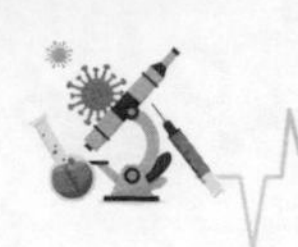

張醫師明白不是因為他是神所以能做到，而是因為他懂得用同理心去思考且勇於付出行動，並設身處地為人著想。適時將彼此的角色對調，所以才能夠體恤身處弱勢一方的那種無助、那種天命不可逆的無奈。看見那種被拯救後重拾的燦爛笑容，無來由地也跟著開心了起來，應該就是這種感覺。張裕泰醫師才會說：「這種吃力不討好的事情，就像吃嗎啡一樣，『讓我上癮了』！」這種無私奉獻的大愛精神，正是每個人都應學習努力去實踐的。

醫學人文典範：蔡阿信醫師

陳郁慈

「別人越是認為我做不到，我越是要成功達成目標。」身為台灣第一位女醫師，這樣義無反顧的態度與想法，使蔡阿信醫師被封為不服輸的才女，當之無愧。

讀完蔡阿信醫師的成長以及求學過程，敬佩之意油然而生，也讓我看見了她在「兩難」的選擇中，毅然決然地選擇了堅持以及善良。

身處在傳統家庭，被母親送養到童養媳的家庭，蔡阿信的選擇是連續兩次地走回母親家，自小不放棄的特質造就了其堅韌的一生。出身為女生，似乎就注定了未來。蔡阿信是個才女，但因性別的關係免不了被男生們欺負。十八歲畢業時，學校加拿大籍女老師建議阿信到日本醫校進修。在傳統的家庭與環境下、別人的閒言閒語下，蔡阿信沒有放棄。這恐怕是一生中最大的抉擇之一吧？我想，身為女性，被理所當然地認為不需要太認真太聰明，只要照顧好家庭就好，再加上社會風氣的影響下，要是我是否也會選擇出去面對更艱難的環境呢？若是留在家中，蔡阿信的故事就會仍然平凡，像傳統女性打理家庭，作個盡職的家庭主婦，台灣第一位女醫生就不會發生在她身上。蔡阿信的選擇，贏得了後來許多的影響，但當下的她只有背水一戰，獨自飄洋過海到異地，承受極大的風險，這才成就了她不平凡的人生。

第二個讓我最佩服的兩難是在「幫助」與「不幫助」之間。剛開始行醫時她自訂了一套「貧窮的人少收，極度貧困者免費」的收

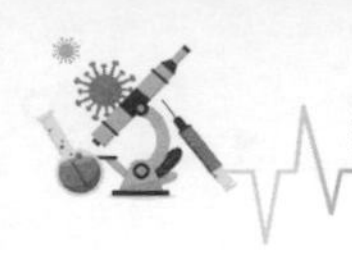

費原則；甚至在貧窮的產婦生完小孩後，還贈送她們兩套嬰兒服和幾罐煉乳。一九七九年（民國六十八年）得以返台探親的她，不是選擇放下一切的工作讓自己吃好穿好安享晚年，而是率先捐出她畢生的積蓄，以八十六歲高齡與朋友共同成立了至誠服務基金會，專為寡婦提供精神關懷和保健諮詢，為孤立無偶的老婦人貢獻許多心力。對於一個八十幾歲的長輩而言，好不容易返回台灣，剩下來的積蓄無非是留給後代子孫並且讓自己享享清福，蔡阿信卻秉持著自始至終的善良與樂於助人，從最初的行醫到晚年，她在「為己」還是「為人」的兩難下，選擇了付出。

我認為，蔡阿信最難能可貴的正是她堅持到底以及善良助人的心腸。在我的心目中，她不僅是台灣的第一位女醫師，更是值得一再學習的典範。在人生的選擇上，可能會遇到家人與朋友的反對，也可能會面臨必需選擇捨己為人還是先顧到個人的利益，在這樣「兩難」的選擇下，其實從來都沒有誰對誰錯，但卻極有可能影響往後的一生。

醫學人文典範：宋瑞樓醫師

翁慧婷

對待病人應該保持理性切割情感，抑或是視病如親，都一直是一個值得探討的問題。

被譽為台灣肝炎鼻祖的宋瑞樓醫師，不僅是個好醫生，也是個好的教導者。他秉持著「視病如親」的精神，對他而言，最痛心的莫過於現今冰冷的醫療體系，有些年輕的醫生和病人交談的句數寥寥可數。雖然他已是鼎鼎有名的大醫生，但他仍堅持照顧病人：不只要了解病情，還有病人的經濟狀況以及心靈層面。要為病人著想，這在忙碌的醫院中時常被遺忘，並不是「醫好」人就可以被稱為好醫生，更重要的是「關心」病人。

這給了我很大的衝擊，畢竟原本我並不認同他，但後來我發現，對深受病痛折磨的病人，醫生的關心會改變他的心理狀態，並產生好的轉變。但更重要的是要醫生有愛心和耐心去完成這件事，是十分難能可貴的；再加上年邁的宋瑞樓，比任何人都有資格去忽略這些小細節，但他始終堅持如此，也懂得接受新資訊，無疑為醫學界中的典範，我相當欽佩他。

醫學人文典範：范鳳龍醫師

劉濰維

我在范鳳龍醫師身上看到「全心只為病人，多走一哩路。」范醫師把所有的時間與心力都留給病人，幾乎沒有一刻停歇。他一生沒有結婚、幾乎什麼刀都開、願意提供免費醫療給貧窮的病人、常常自己捐血、直接睡在急診室旁分秒待命。一個斯洛維尼亞的醫師甚至比台灣人更愛台灣人，他其實不用做這麼多。我覺得他不結婚非常值得敬佩，雖然必需獨自一人面對人生所有高峰低谷，但也因此可以毫無牽掛奉獻自己給病人。

范醫師讓我了解到把生活簡單化的重要，專注在幾件真正值得重視的人事物上，才能每一件都做好。很多人包括我自己當醫生的原因，可能有一大部分是想謀求穩定並得以過自己想要的生活，也就是說有一部份是為了自己。然而范鳳龍當醫生卻縮小自己溫和謙卑地、不停地工作，是為了真正需要的人，他可說是「燃燒自己、照亮別人。」范醫師期許自己生前最後一秒都仍為病人治病，我只能獻上最高的敬意。或許現在的醫護人員已經不用像以前那麼辛苦，但是人人都應該抱有多走一哩路的理念。多走一哩路真的很不簡單，但我願意從現在開始在小事上努力。

醫學人文典範：瑪喜樂女士

林郁蓍

瑪喜樂女士為當時小兒麻痺病兒無止境愛的付出很令我感動。早期的台灣醫療資源困乏，經濟也還沒有起飛的年代，病童無法接受良好的照顧。瑪喜樂女士來台後，貢獻自己的後半生在照顧病童，食衣住行樣樣親力親為。她帶給病童更多的是「愛」的信念，她教導孩童們學會打理自己，能夠有能力照顧自己，也從不讓他們以自己的缺陷當作放棄的理由。瑪喜樂女士還花掉了畢生的積蓄來照顧這些孩童們，就是為了要給孩童們最好的照顧。

這當中瑪喜樂女士可以說是排除了萬難，不管是經濟上或者是其他種種的環境因素，半世紀的病童可說都是經由瑪喜樂阿嬤的手所滋潤長大的，瑪喜樂女士對他們來講就像自己的奶奶一樣，像親人般的親近。他們雖然被自己的父母親所遺棄，但是瑪喜樂女士豐富了孩童的一生，她教導孩童們更多的是不屈不撓的精神和愛人的力量。瑪喜樂女士捨棄了自己在美國的退休生活，遠渡重洋來到台灣為了一群需要的人去服務；雖然中間經歷了許多的困難，但她仍憑著自己堅定的信念，一步步走下去。在她的眼裡，看見病童們有著多采多姿的人生對她是最大的欣慰。一生不求回報的阿嬤一直都活在我們的心裡面。

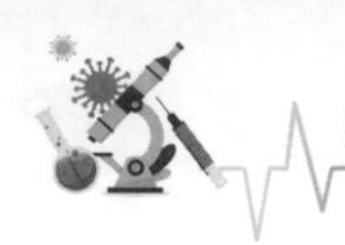

醫學人文典範：陳翠玉護理師

丁珮萱

會知道這位偉大的人物是因為自己也是讀相關科系的人，所以會特別留意護理界的典範。其實看過很多偉人的故事，讓我印象最深刻的是陳翠玉護理師。她顛覆了我對那個時代女性的想像，她做任何事情總是親力親為，該果決的時候果決並堅定地改革了整個醫療界的體系，讓護理人員和醫師能站在平等的關係。她努力栽培人才，積極地將人才送出國進修，使整個醫療體系更加完整。

我覺得有一句話很適合形容護理這項領域：沉默卻又偉大的工作。每天照顧病患和面對家屬，比起成就感更多的是身心上的俱疲。如何調適自己並再度保持熱忱回歸職場不只是護理人員更是醫療體系的大家都會遇到的難題。除了醫學領域外，陳翠玉護理師還致力於女性教育的推動，她認為：教育一個男人只是教育一個人，而教育女人是教育一個家庭。她帶動了女性意識的抬頭，並提升了女性的價值。

而她也擔任過台大護校的校長，開啟了開明的校園風氣。我很佩服陳翠玉護理師為了全世界的醫療在其人生中努力奔跑著，還為了讓中南美洲能順利地推動公共衛生，特別努力學習當地的語言並致力投入於其中，在這幾十年中也看見了她對護理不變的熱忱和堅定的信念。

醫學人文典範：陳時中部長

林珂聿

若是談到我心目中的醫學人文典範，我認為陳時中衛生部部長絕對佔有一大席地。2020年「武漢病毒」（後稱「新冠狀病毒」）肆虐全球，中國武漢為發生地並已造成數萬人確診、數千人死亡，僅隔台灣海峽的台灣被全球認為高風險區，然而至今日我們可以看到台灣雖然很靠近中國卻是防疫做得最好的國家——因為陳時中部長的先見之明與前線醫療團體的日夜奉獻，讓台灣還不至於嚴重淪陷，與周邊國家相比確診人數少很多。

陳時中部長是台北醫學大學牙醫系畢業，卻是擔任全國醫療部最高的職位，憑著他專業的醫療知識與果斷的決策，有效防止疫情在台灣爆發，成為國際的醫療典範。作為防堵新冠狀病毒的最高指揮官，陳時中部長夜以繼日地坐鎮中心掌握第一線的疫情，大家都有目共睹地看見其防疫結果；然而他從未在記者會上邀功，一直強調同仁們的努力及辛苦。他謙卑的態度讓大家深受感動也讓我感受到為之啟發，實為大家最佳的榜樣。

醫學人文典範：趙懷仁修女

莊詠筑

在早期的臺灣，醫療普遍落後，然而那時的經濟也還是十分蕭條，年輕的父母無法負擔早產兒龐大的費用，只能拋棄骨肉。但趙懷仁修女於心不忍，便時常把他們撿回來，讓早產兒有了生命的園地，也給予了他們重生的機會。

趙懷仁修女天使般的行為，一生不斷地付出關懷，即便到了年紀大時，她的愛心付出卻一絲沒有停歇過，開始投入社會幫助需要接受心靈上救贖的人們。身為將來也是這其中的一員，我透過趙懷仁修女的付出，進而深刻體悟到這個體系是需要有崇高的奉獻精神。她建立了早產兒之家，建立了以婦幼醫療為宗旨的醫院。最重要的是她建立了無私的大愛，讓臺灣得以擁有一個這麼好的人。

因此，我也期許將來的我能向她學習這種精神，不求感謝、不求回報，而是看到每個來看醫生的人們，都能帶著神采飛揚的臉走出醫院，來做為自己的精神糧食。期許能以嫻熟的技術，背負著社會賦予我們的責任，來回報這個社會。

醫學人文典範：賴其萬醫生

江明鏵

行醫超過四十年的賴其萬醫生特別注重「醫病關係」。醫病關係指的是醫生能夠聽懂病人在說什麼，並且能夠持有對人類受苦的敏銳度。當前的行醫太過著重於效率，容易導致醫生與病人間溝通不清楚，進而使得病人與醫生兩者間造成了互不信任的關係。

賴其萬醫生也提到：「現今我們的醫療比過去更加發達，也砸了很多錢，但事實上醫生和病人的滿意度不見得比過去好。」於是，他創建了一個「醫病平台」專欄：星期二的專欄是醫界人士所寫的；星期五的則是非醫界人士專欄。賴其萬醫生希望透過這個管道讓醫生與病之人間能夠有一個醫病溝通橋樑，並且改善他們之間的關係。

我認為賴其萬醫生所注重到的層面是很重要的。病人若不理解醫生的作法，有可能會產生很大的誤會；相對地，如果醫生無法傾聽病人的需求或是感受他們的不安以及其他情緒的話，這樣的醫病關係其實是很沒有溫度的。

> 如果我們不努力去了解病患受苦的故事背景，就沒有辦法去感受到病患憂鬱的深度，而膚淺的治療有時反倒雪上加霜無濟於事。[1]

[1]〈校級演講：賴其萬談醫學人文教育 醫學不只是疾病 而是看見病痛〉。陽明電子報(2008 年 5 月 23 日)。https://www.ym.edu.tw/ymnews/152/a1.html。

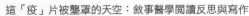

賴其萬醫生是這麼說的，只要我們都能用心去經營醫病關係，在意醫生與病人雙方的感受，台灣的醫病關係一定會越來越美好！

醫學人文典範：謝博生醫師

林裕祥

醫生在台灣來說算是要分數最高才能念的科系，經過這幾十年都是這樣——醫生真是要最聰明的人才能念的嗎？而最聰明的人就最適合當醫生嗎？其實未必，有人曾經問過謝博生醫生：怎麼樣當個好醫生？他說：

> 要醫人，得先了解人性。好醫師並不是知識最好，也不是技術最好，而是醫病關係做得最好，獲得病人的信賴，能關心病人，體會病人的感受，這方面能做得好才是真正的好醫師。[1]

現今的醫生大多都缺乏同理心，都把當醫生當成一個生意來做，並不會真正地去關心病人，而是關心要看多少病人，健保才會撥多少錢給我。但這一部份雖然是因為政策的問題，可是既然你選擇了醫生這個行業，你面對的人，而且是有身體疾病的人，應該展現的是了解這位病人的生活習慣，進而知道他發病的原因，而且要讓病人相信你，讓醫生成為除了病人的親人外，第二個值得信任的人，這對往後的治療是很有效的。當一位病人不相信你的時候，醫生很有可能下了錯誤的診療方式，讓病患的病情加重或是死亡，這是雙方都不樂見的。就像謝博生醫生說的，要讓病患相信你，並且維持良好的醫病關係對於醫生來說會減輕很大診療壓力。

---

[1]〈人生最後的願望清單〉。工商時報(2020 年 2 月 27 日)。https://ctee.com.tw/bookstore/selection/225882.html。

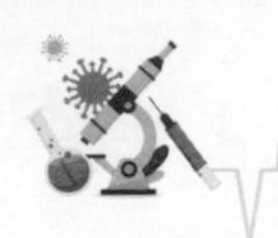

醫學人文典範：羅惠夫醫師

江欣憶

一位把一生中最寶貴歲月都貢獻給台灣的美國醫師——羅慧夫醫師，他的故事激起了我的一些反思。他是一個整型外科醫生，但他改變的不單單是人的外貌，更多的是人的生命。

在那個台灣整形外科並不普及的時代，小孩天生或後天造成的唇顎裂無法得到良好的修補，加上當時台灣將唇顎裂歸咎於因果報應，導致這些人的生命都伴隨著缺陷和自卑。而羅慧夫醫師看見了這個群體的需要，他說過「凡是可以用愛彌補的，就不算是缺憾。」因此他便致力於發展修補唇顎裂的技術，更是將這個技術傳承下去。

他的故事讓我知道，醫師能做的，不僅限與肉體上的治療與幫助，心靈上也能。而要做到這一點，往往離不開「愛」。因羅慧夫醫師對於貧窮的病人甚至不收費，這個舉動證明了他是出於愛心，不想再有更多無辜的新生命因唇顎裂而滅亡，才獻身這個專業，而不是為了金錢。

或許現在很多新興的專業也是看見了人的需要，但是也是出於愛心才做的嗎？還是因為看見了生意上的契機呢？我認為若是像羅慧夫醫師一樣是出於「愛」的緣故，一定會有更多的人被幫助。因此，我往後的職業生涯裡，一定不能缺少愛心。

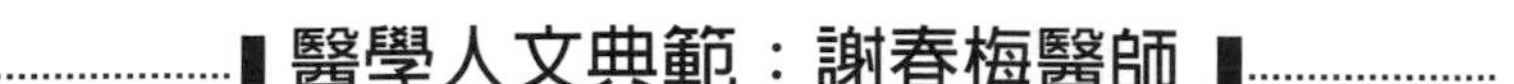

醫學人文典範：謝春梅醫師

李晉群

因為家人的一句話：「自己的家鄉是偏鄉，沒有醫師，所以需要有醫療資源。」[1]

就因為這一句話打動了謝春梅醫師並打消她在大城市發展的念頭，回來家鄉服務開業。當時台灣的醫療設備、環境還不是這麼的發達，更別提偏鄉有什麼醫療資源了。

看了裡面的文章最讓我印象深刻的是因為當年二戰末期，當地貧困家庭生計艱難，連最基本的吃飽都有困難，更別提支付醫療費用了。但是謝春梅醫師卻沒有說什麼，她採取讓病患記帳的方式，讓病患有餘力時再償還醫療費。因為謝春梅醫師內心最渴望的不是當上醫師賺大錢，而是富有仁心仁術的精神，一心只想把病患給醫治到康復才是她內心最渴望、重要的事情。這種精神著實讓在醫學大學的我們學習。因為自己的家裡也不算富有，家人也常常生病，所以知道醫療費用負擔的沈重，所以才會打從心裡想要學習謝春梅醫師這種良善行醫的精神。

---

[1]〈台灣百歲醫師謝春梅病逝　偏鄉行醫七十年，只因父親說「偏鄉沒有醫師」〉。太報(2020 年 4 月 30 日)。https://www.taisounds.com/w/TaiSounds/society_20043013471276512。

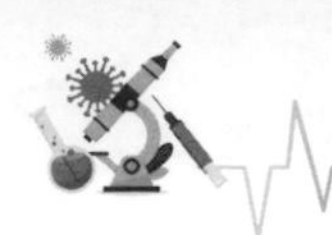

醫學人文典範：馬偕博士

洪小育

馬偕博士是第一位投入北台灣醫療的傳教士。在清末排外的時代，推廣醫療是件困難重重的工作，更遑論當時各種對外籍人士的不尊重。為了融入台灣，馬偕博士努力地學習台文以便能與大家溝通；他學習台灣文化、因才施教，用不同的方式讓台灣人漸漸接受西方醫療，也同時改善當時影響健康、衛生的陋習。更重要的是他首度提倡女性教育，讓男主外、女主內不公平的待遇趨向平衡，女性的受教權益也終於被重視。

我的故鄉正是馬偕博士的家園——淡水。從小就聽了許多他行醫的故事、趣聞，也參訪過他的小診所——馬偕醫館。他雖然不是醫學院所畢業，但他充分展現醫事人員該有的專業和不可獲缺的人文態度。為了推廣醫療，我是否願意和博士一樣投入自己的光陰，為產業盡一份心力呢？還是我就謹守我的崗位，盡本分，用我所學去幫助他人就好了呢？

「寧願燒盡，不願朽壞」[1]，這句話一直懸在心中。身為醫療人員，除了展現我們的醫療專業，我們也該顧全各方。所有產業都是互相連結、緊密聯繫的，醫療可以結合衛生、也可以結合教育，就像當時馬偕所推動的一樣。本著學醫的初心，展現專業，幫助人，也讓整體更美好。「燃燒自己，照亮別人」，我謹記在心。

---

1 〈寧願燒盡，不願銹壞〉。台灣教會公報(2011 年 7 月 5 日)。https://tcnn.org.tw/archives/17072。

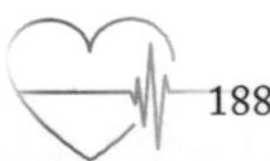

醫學人文典範：歐文．亞隆

姚宜均

看著《一日浮生》[2]這個書名，也許王羲之〈蘭亭集序〉中的「一死生為虛誕，齊彭殤為妄作」更為貼近作者在書中的思想脈絡。

《一日浮生》的作者為歐文・亞隆，他有著豐厚的哲學與文學內涵，是美國存在主義心理學大師與精神醫學大師，為當代的心理治療帶來人性化的人文風範。在歐文・亞隆的諮商室中，我看不到一個封閉的治療情境，更多的是作者開闊地接納並允許自己在會談過程，腦海裡奔騰著想像、感覺甚至是直覺從內心湧出的情感。

歐文・亞隆在書末提及「將坦率、透明與有意的情誼最優先。」由此可看出他極為重視的是治療過程中互相交流、建立連結的過程。他觀照個案，不僅是其主訴，還有更整體的——在其生命歷程中發亮卻幽微的意義，也許被死亡陰影所遮蔽。但透過在治療中近乎日常的當面對談所產生彼此信賴的關係，雙方在傾聽與訴說故事中的領會以及心理轉折，讓個案有所自我察覺——那意義在對死亡的反思與交互詰問下反而更顯立體。

在個案的內在英雄之旅過程中，我們也許曾是他的拐杖，支持他走過一段艱難的時期；我們不需自詡自己為拯救者，我們可以是陪伴者。一如個案，也曾在我們的生涯中出現片刻，但我們知道：剎那的交會，會帶來永恆。

---

[2]《一日浮生：十個探問生命意義的故事》。歐文・亞隆著。鄧伯宸譯。心靈工坊 (2015)。

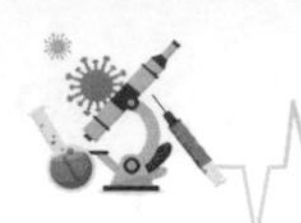

醫學人文典範：高仁愛醫師

蔡孟純

第一次知道高仁愛醫師，是在彰化基督教醫院的高仁愛紀念病房。當時對我來說，她或許僅是蘭大弼醫師的妻子，但閱讀了她的故事後，其貢獻遠遠超乎我的想像。

在陪伴蘭醫師的行醫路上，她也貢獻了極大的心力在改善彰化地區的公共衛生，到各地去巡迴義診和衛教工作，之後更創立了彰基婦產科，對於婦女節育所欲推廣之家庭計劃與癌症預防等工作付出許多。然而更讓我學習和在意的，是高醫師對於人的「關愛」。面對衛生條件不佳的環境和病患，他們夫婦憑著熱情和毅力一一克服。深入瞭解當地，用著一顆關懷的心，去帶給當地人更多的溫暖。成為一位宣教醫師，高仁愛醫師無怨無悔地付出。她曾說過：希望我們都學會在日常生活中保有耶穌的形象。[1]簡單的一句話，卻是即將成為醫者的你我，值得反思和學習的。

蘭大弼醫師曾說過，在他煩重工作壓力之下，他的太太高醫師一直給予他精神上的支持，是他不可或缺的幫手，並表示其所虧欠於她的，並是非語言所能形容的。[2]高仁愛醫師是一位好妻子、好母親，帶給蘭醫師莫大的支持和幫助。而對我來說，更是一位平凡卻偉大好醫師，值得我們去思索和感念。

---

[1] 〈高仁愛〉。彰化基督教醫院院史文物館。http://www2.cch.org.tw/history/profile.aspx?oid=9。

[2] 同上。

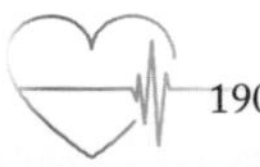

敘事醫學人文電影反思

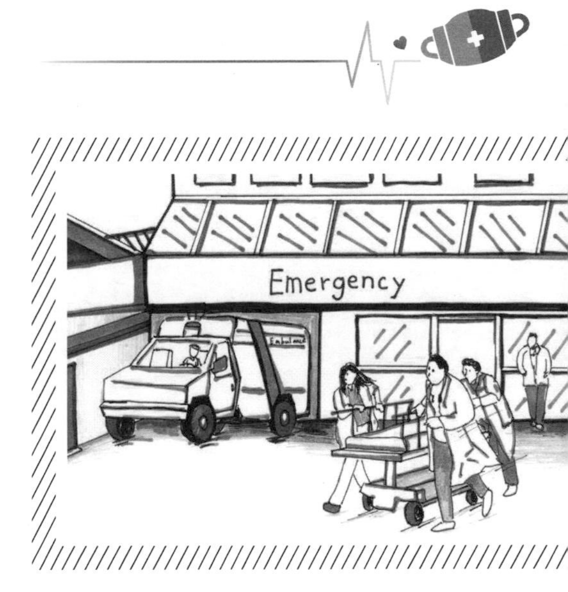

身為醫事人員的我們

《搶救生死線》[1]

徐敏榮

《搶救生死線》是一部相當值得深思的電影，它主要探討的核心，在我看來，其實就是變相地在探討醫事人員們應盡的「責任」。電影中男主角的行為毫無疑問地超越了他的「職權」。然而，如果今天男主在法律的授權下，以「安樂死」的名義去讓重症病人能「有尊嚴地死去」，似乎就不會讓人有感到不妥之處，這樣的反差不禁讓我充滿了疑問，身為醫事人員的我們究竟能為病人做什麼？

我相信會選擇踏入醫療相關行業工作的人，都不是為了看到病人痛苦地在病床上呻吟而成為一名醫事人員的。當自己負責的個案痛苦時，雖然無法完全感同身受，但自己多少也會發自內心的為其感到悲痛，這時，我們也會希望自己能做些什麼來幫病人擺脫痛苦。「安樂死」儼然就是一個很好的選擇，它能讓病人有尊嚴地離開人世。然而，極端地來看，安樂死卻是國家變相地允許他人奪走手無寸鐵之人的性命。

今天假如有一位殺人犯，他殺人如麻、不知悔改，然而他殺人的對象都是一些病入膏肓的病人，他殺人的目的也只是因為不忍心看到病床上的病人毫無希望地生活在名為醫院的地獄裡——這樣的人我們會如何評價他？毫無疑問地，我們會認為他是一名沉迷在自我正義感的殺人犯，因為他觸犯了法律。然而在安樂死合法的國

[1] 《搶救生死線》。里希波拉（Lee Cipolla, 2017）。勁藝。

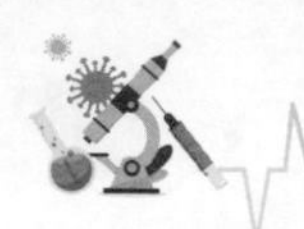

家，醫生卻能在法律的授權下做出近似殺人犯的行為，難道在法律之下，人就有決定其他人生死的權利嗎？

不論是 DNR 或者安樂死，都是為了「病人醫療自主性」而設立的機制，正因為走錯一步，放棄治療或安樂死都可能淪為純粹用來殺人的制度。因為人不能隨便決定他人的生命，但我們又希望病人能有尊嚴地離開人世，所以我們設立了制度，透過各項縝密的法律來讓 DNR 或未來有可能通過的安樂死，可以確實幫助到末期病人。

回到一開始的問題，身為醫護人員的我們究竟能為病人做什麼？答案是：在我們職權合法的授權下，盡可能的為病人的醫療自主性及病人的感受著想。做出超出我們職權允許我們做的行為，都可能讓我們淪為滿足自我正義感的殺人犯。雖然這樣做似乎有些不近人情，為了不讓醫療制度被誤用為滿足自我的工具，「做好自己分內的工作，不要做出逾越自己職權的行徑。」我認為這是每個醫療人員都應遵守的醫療倫理。

談到醫療人員為病人著想一事，不得不談到醫療人員與病人間的界線。我相信會選擇踏入醫療相關行業工作的人都是嚮往自己能幫助到為疾病所苦之人。往往看到被惡疾折磨得不成人形的病人，我們通常都會希望對方趕快好起來，至少希望對方不要以如此痛苦的形式活著。然而，當我們投入的情感越多，我們內心就越容易受到個案的健康狀況影響，會對個案痛苦的身姿感到發自內心的痛，我們也會在內心自責為什麼沒辦法幫助個案脫離痛苦。我認為如果我們的情感多到會影響我們對個案的處置，那會是十分危險的一件事。

醫療人員確實是一份有溫度的工作。如果我們機械化地應付每個負責的個案，那我們勢必無法在心靈層面作為一名稱職的醫療人員。但醫療人員畢竟不是神，就算是神也無法時時刻刻地深入關心每個人；如果我們對眼前的個案投入了超越一般醫療人員應該付出的情感，痛苦的永遠都是付出感情的人。為了能成為稱職的醫療人員並且讓自己能在醫療領域更長期地服務更多需要幫助的病人，「適度的」關心是必要的。

回到最一開始的問題——身為醫事人員的我們究竟能為病人做什麼？許多社會大眾都會對在醫療領域服務的相關人員「神格化」，認為他們一定要是樂觀熱血的大善人，但其實醫事人員也只是普通人。身為醫事人員的我們其實能為病人做的事情很有限。再者，我們不但有面對醫療糾紛的風險；面對失敗，我們也會發自內心地感到挫折。我們只能在職權的許可下，盡可能為病人做出最佳的醫療決策；我們只能在適當的距離下關心病人，才不會讓自己傷得一蹶不振。儘管如此，醫事人員們仍不停地努力，將自己的青春歲月投入到這份吃力不討好的工作上。我想這就是身為醫事人員的我們的韌性吧？

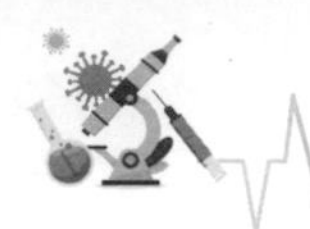

要不要告訴她？

《別告訴她》[1]

劉濰維

《別告訴她》講述當一個華裔美籍女孩比莉（Billi）的奶奶被診斷出肺癌末期而且時日不多，整個家族決定聯手向她隱瞞病情並假借一場婚禮的名義，讓全家族回中國見奶奶最後一面。

整部電影最重要的主軸莫過於比莉的家族欺騙奶奶得癌症之事。比莉的媽媽告訴她：「中國人有句俗話說：『得到癌症後就會死得很快，因為殺死他們的往往不是癌症，而是恐懼。』」也就是說，真正恐怖的是恐懼。即使一個人身體強壯健康，一旦擔憂害怕自己的身體是否得病，那份恐懼就足以腐蝕他的生命至盡。比莉與奶奶很親近，思想模式完全西化的她，無法接受在如此重大的一件事情上欺騙奶奶，而她希望奶奶可以知道真相。此事顯示出：東方習慣委婉迂迴，西方習慣直截了當。究竟應該向癌症末期親人，特別是年長者，揭露還是隱瞞他們罹病的事實？對癌末年長親人說謊一定比較好嗎？對癌末年長親人坦承難道就不好嗎？

若對癌末年長親人隱瞞病情，在身體狀況沒有太劇烈改變的情況下，家人可能以為癌末年長親人真的不知道自己得病就能舒服地離開。不過，家人可能在接下來的人生中，會因為說謊而產生陰魂不散的愧疚感。然而，癌末年長親人大部分對於自己的身體狀況都有個底，說不定反而會怨恨家人對他們說謊。若對癌末年長親人揭

---

[1] 《別告訴她》。王子逸（Lulu Wang, 2020）。車庫娛樂。

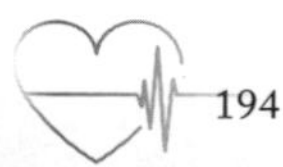

露病情，那會有兩種可能結果：一種是如同比莉的媽媽所言，病人還沒被癌症殺死就先被自己的恐懼憂慮殺死；另一種則是病人坦然接受罹病事實，把握生命所剩的時光，好好與家人相處並做自己真正想要做的事。選擇誠實或說謊的關鍵可能會取決於家人與癌末年長親人的關係緊密程度、癌末年長親人的個性與特質。不管是誠實還是說謊，或許對於家人而言都是他們認為對癌末年長親人最好的、最能表達愛的方式。

比莉看到爸爸和伯伯在抽菸時，叫伯伯不要再給爸爸菸，但伯伯告訴她：「他是妳爸爸，你不能管他。」接著伯伯又告訴她：「你們西方把一個人視為個體，但在東方，一個人是屬於集體的。一切都要為整個群體考量。妳想要告訴奶奶實話，是想要趕快擺脫這份重擔讓她自己一個人承擔。我們不告訴她的話，我們家族每一個人就可以為她平分這個重擔。」比莉還是很質疑對奶奶說謊的正確性。這段對話更加突顯了西方與東方的差異，西方的個體主義與東方的群體主義。比莉的伯伯認為兒女沒有權利管自己的父母，但他反而擅自決定隱瞞病情對自己的媽媽比較好，似乎有點諷刺。

個體主義比較好還是群體主義比較好？我用比莉的奶奶罹癌此事來反思。如果比莉的家族不想要讓奶奶知道實情，不僅不能告訴她還必需裝作什麼都不知道，平時都要露出愉快的神情（因為在籌辦婚禮），才不會讓奶奶起疑。假如奶奶因為不知道實情過得很快樂，未嘗不好。不過除了奶奶外，每一個人都知道殘酷的實情，每一張笑容滿面的臉底下都藏著一顆哀傷憂愁的心。如果比莉的家族讓奶奶知道實情，不可否認奶奶會感到難受，但家人之間少了隱瞞與猜忌，相處起來更自在坦然。個體主義真的那麼不好嗎？難道群體主義都沒有瑕疵嗎？西方的個體主義看似很自私冷漠，不過我

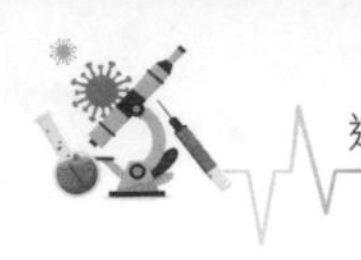

覺得把每一個人視為獨立的個體是一種尊重、是給人一個屬於自己的空間與意志來選擇與決策。人必需為自己的一切負責。想要笑、想要哭都由自己決定。東方的群體主義看似很無私體貼，不過我覺得與其說群體中其餘的人為一個人平均背負重擔，不如說是每一個人都在逃避責任。比莉雖然一直想要告訴奶奶實情，但比莉願意留在中國陪伴奶奶、願意負起責任。然而比莉家族中的其他人可能在假婚禮結束後就要離開奶奶了。比莉家族中除了比莉外沒有其他人願意承擔告訴奶奶實情後的結果，所以他們寧可不告訴奶奶。一個家族為了群體「一起」說了一個謊言，表面上大家很快樂融洽，實際上大家很悲傷疏遠。群體主義中的瑕疵是人與人之間羈絆過深，可能沒有人可以得到真正的自由。

奶奶的主治醫師用英文告訴比莉中國家庭面臨癌末年長者通常會騙他們沒生病，甚至連醫師也會幫家屬說謊瞞騙癌末年長者。比莉問主治醫師：「說謊不是不對嗎？」主治醫師只告訴她：「這是一個善意的謊言。」醫師可以騙病人沒生病嗎？善意的謊言真的不會造成傷害嗎？雖然醫師的職責比起拯救性命更重要的是讓生命更美好，但我覺得醫師最好還是要誠實。醫師倘若欺騙病人而耽誤治療、遊走在法律邊緣、被發現說謊而被迫無法再救治病人，實在得不償失。比莉說在美國醫師說謊是違法的，醫師必須把疾病實情都告訴病人。然而，真相可能是傷人的，而沒有人有勇氣背負起傷害人的責任，因此在中國醫師與家屬有共識才說謊。在這種特殊的情況下，我覺得醫師還是應該要告訴罹病年長者之家屬實情，再與家屬多方討論如何以最合適的方式來告訴罹病年長者真相。醫師告訴癌末病人真相後，其實還有很多事情可以做。醫師可以持續支持與陪伴病人，並引導病人如何把所剩時日過得充實有意義。

整部電影都是謊言。在手機通話中，比莉沒戴帽子卻騙奶奶她有戴帽子；跟路人講話卻騙奶奶她在跟朋友說話；研究生申請沒通過卻騙奶奶沒收到通知；奶奶在醫院等候卻騙比莉她在家裡；比莉快沒錢卻騙媽媽生活過得去；媽媽知道爸爸心情煩憂卻騙比莉爸爸已睡覺；伯伯買藥給奶奶卻騙奶奶那是維他命；爺爺（已故）生前一直抽菸卻騙奶奶已戒菸；爸爸會抽菸卻騙比莉已戒菸；醫生明知奶奶癌症末期卻騙奶奶身體沒事；奶奶知道爺爺生病卻騙他沒事；媽媽剛到美國生活不易卻騙比莉沒事——最令人心酸的謊言是：奶奶看著比莉與爸媽搭車離開時掩面哭泣，奶奶其實知道自己時日不多卻要在家族面前裝得開朗堅強，這次家族團聚可能是最後一次與家人見面，卻沒有辦法好好說再見。從上述所有謊言中可以歸納出：說善意謊言之目的是將負面攬在自己身上，只顯現出正面、不希望對方擔心。「善意的」謊言是個人主觀認定，對於對方而言可能未必如此。善意的謊言雖然動機是好的，卻會讓雙方彼此傷害更深。說謊方必須承受哀傷、痛苦與愧疚感，被騙方必須糾結猜測對方為何說謊而感到難受。善意的謊言阻絕了比莉、奶奶與家人的情感流露，他們只能用相當迂迴的方式表達愛。我們沒有權利為別人做決定，因為我們無法判斷什麼對別人最好。或許讓一個人清楚了解所有狀況並由他自己做決定才是最好的選擇，畢竟是自己選擇的，不會後悔。

我個人偏好比莉的想法與做法，告訴奶奶實情並陪伴奶奶。親人之間，「愛」遠勝於一切。如果我的親人已經沒剩多少時間能活，而我被迫無法坦然自在地向他表達愛與情感，對我而言生不如死。比莉問阿姨：「萬一奶奶想說再見呢？」阿姨回答她：「說再見多難過啊，為什麼要讓她難過呢？」家人憑什麼剝奪奶奶說再見的權

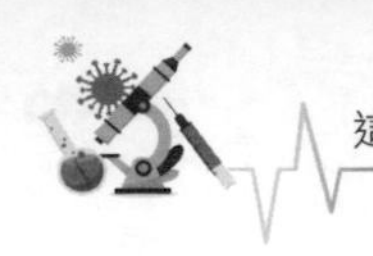

利？說再見的確令人心碎，但正是因為會心碎才代表深深地愛過與被愛。我們總有一天都必需與摯愛的親人說再見，這是再多謊言都無法掩蓋的事實。從現在開始盡心盡力愛、關懷與陪伴親愛的家人並把握每分每秒與家人相處的時光，或許哪天時候到了能比較坦然地說再見。

生與死

《誰是被害者》[1]

林裕祥

最近有一部很紅的 Netfix 的華人影集《誰是被害者》。這整部劇都在探討生與死的議題，到底是要活下去比較需要勇氣？還是接受死亡比較需要勇氣？對於一般的人來說活著很好，有得吃有得玩，享受人生何嘗不是一下快樂的事。但並不是每個人都是被社會大眾所接受的。而這部劇就是講這些普遍社會大眾不接受或被社會孤立的人，為何他們最後都選擇自殺，而且包裝地像他殺，進而讓社會大眾知道他們的存在、讓他們的死有價值。

「自殺」在這個世界上是不被鼓勵的行為，我們平常都只是勸導人們不要自殺，活者就還有希望，對想自殺的人進行心理輔導，但這樣的心理輔導真的有用嗎？真的有可能跟心理醫師講完心事就不會想自殺了嗎？如果沒辦法處理他們身上最根本的問題，事情是永遠無法得到解決的。就像劇裡的那些自殺的人都參加過自殺自救會，結果卻變成自殺互助會了，變成是在幫忙別人自殺。

這部劇講述很多人的故事，我主要要說的是女主的故事。我認為小孩如果沒有在一個健全的家庭長大，對小孩的身心靈發展會有很大的影響，就像女主一家。爸爸有<u>亞斯伯格症</u>，造成他不知道該怎麼表達對家人的關愛而一直埋頭苦幹於他鑑識人員的工作，最終導致離婚的結果；而女主的媽媽在女主還沒 16 歲就罹患肝癌，女

[1]《誰是被害者》。莊絢維、陳冠仲(2014)。瀚草影視。

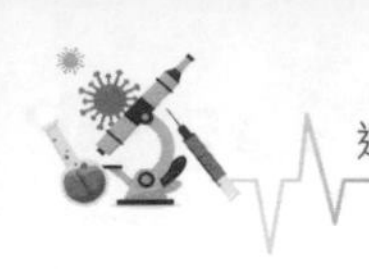

主為了撐起媽媽的醫療費只好到酒店上班，這一切的故事就是從這裡開始。

女主的媽媽其實送到醫院的時候，狀況就已經很不樂觀了，但女主還是每天下了班就去醫院照顧媽媽，媽媽清楚自己已經時日不多了，所以希望她女兒可以完成她的願望。但對一個還未滿 18 歲的孩子怎麼能捨得媽媽就這樣離去，所以她一直跟媽媽說等她好了就帶她去看海，媽媽也知道不可能有這天了，她的身子是一天比一天虛弱，女主看在眼裡也是十分心疼。而後有一個清潔工告訴了女主她有 DNR 的權利。起初女主死也不能接受，但看到媽媽如此的痛苦，最終女主想要簽 DNR 但她的年紀不夠不能簽署，只能去找爸爸，但她爸爸好像完全不記得她的樣子而擦肩而過。最後女主沒辦法繼續看媽媽受苦，只好由她自己拔掉媽媽的維生設備；然而女主在失去她活下去的最後支柱後，也選擇自殺這一條路。

生命是屬於自己的，但要不要活下去真的可以靠自己意志決定嗎？女主最後選擇親自結束自己媽媽的生命，真的是因為她不孝嗎？其實不然她年紀還這麼小，就要負擔龐大的醫療費，這樣的精神壓力想必已經折磨她很久了。我想女主也很想解脫，但一邊是自己的親媽媽一邊是現實生活所帶來的壓力，在現實生活中還被世人用異樣的眼光看待。但其實那些人根本不懂她有什麼苦衷，只會去排擠她、批評她，這也是造成女主最後選擇自殺的原因——我們應該更去了解他們背後的原因，而不是用既定的印象去評斷一個人。如果我是女主我也會選擇自己關掉呼吸器。媽媽辛苦了大半輩子，為什麼不能讓她在人生的最後一程，一路好走呢？也嘗試去救過了，但也要明白醫療的極限在哪裡，不要讓自己的親人多受苦——孝順是要人生在世的時候才會有用，當她躺在那裡跟死沒有什麼差別的時候，那些孝順都是做給別人看的。

死亡需要勇氣，那活著呢？我覺得活著比死亡更需要勇氣，活著需要去面對生活上的種種困難；死亡在我看來只是逃避問題，害怕解決問題。雖然會讓他們自殺的最後一根稻草，大多都是因為世人對他們冷漠、唾棄；我想這也是我們應該反思的。應該多多關心我們身邊的人，而不是因為新聞報導才去關注各種議題，當又有一條更大的新聞時，對之前的議題就不再關注了，這是台灣人的通病。自殺或許可以讓你解脫，可以並不代表解決問題了，反而是把問題留給還在世的人，這樣是不是也要讓在世的人沒辦法活下去。人是要互相合作的，一個人沒辦法解決所有的事，唯有互相幫助才能解決問題，即便問題無法立即得到解決，至少知道有人是支持你的。活著就還有希望，即使希望再怎麼渺小，一旦死了就再也沒有希望了，只會帶給人們哀傷。

「生」或許我們沒辦法決定，但「死」我們能控制，但請不要濫用這個權利，人生只有一次，要活得出色毫無遺憾才是人生的目標。

附　錄

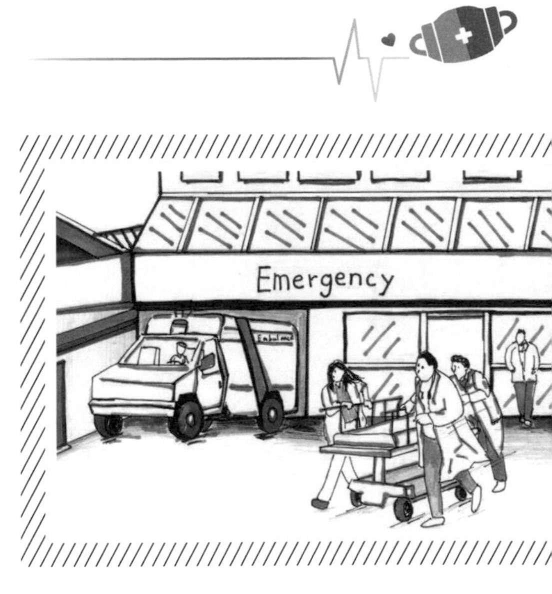

希波克拉底誓詞[1]

中文版本

敬稟醫神阿波羅、阿斯克勒庇俄斯、許癸厄亞、帕那刻亞，及天地諸神聖鑒之，鄙人敬謹宣誓：

余願盡己之能力與判斷力之所及，矢守此約。凡授余藝者：余敬如父母，為終身同甘共苦之侶；倘有急需余必接濟。視彼兒女，猶余手足，如欲受業，余無償、無條件傳授之。凡余之所知，無論口授、書傳俱傳之吾子、吾師之子、及立誓守此約之生徒，此外不傳他人。

余願盡己之能力與判斷力之所及，恪守為病家謀福之信條，並避免一切墮落害人之敗行，余必不以毒物藥品與他人，並不作此項之指導，雖人請求亦必不與之，尤不為婦人施墮胎之術。余願以此純潔神聖之心，終身執行余之職務。至於手術，另待高明，余不施之，遇結石患者亦然，惟使專匠為之。

無論何適何遇，逢男或女，民人奴隸，余之唯一目的，為病家

[1] 中文版本資料來源: Retrieved February 20, 2016, from https://zh.wikipedia.org/wiki/%E5%B8%8C%E6%B3%A2%E5%85%8B%E6%8B%89%E5%BA%95%E8%AA%93%E8%A9%9E; 英文版本資料來源：Copland, James（1825）. The Hippocratic Oath. The London Medical Repository 23（135）, 258. Retrieved 20 February2016 from https://books.google.com.tw/books?id=Oe0EAAAAQAAJ&pg=PA258&redir_esc=y#v=onepage&q&f=false; 希臘語原文資料來源: Hippocrates of Cos （1923）. The Oath. Loeb Classical Library, 147, 298–299. doi:10.4159/DLCL. hippocrates_cos-oath.1923. Retrieved February 20, 2016, from http://www.loebclassics.com/view/hippocrates_cos-oath/1923/pb_LCL147.299.xml

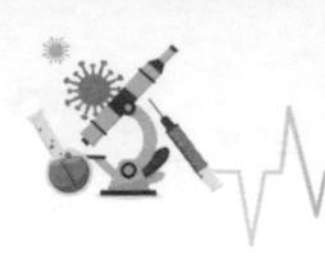

謀福，並檢點吾身，不為種種墮落害人之敗行，尤不為誘姦之事。凡余所見所聞，不論有無業務之牽連，余以為不應洩漏者，願守口如瓶。

倘余嚴守上述之誓詞，願神僅僅使余之生命及醫術，得無上之光榮；余苟違誓，天地鬼神共殛之！

英文版本

Hippocratic Oath

I swear by Apollo the physician, and Aesculapius the surgeon, likewise Hygeia and Panacea, and call all the gods and goddesses to witness, that I will observe and keep this underwritten oath, to the utmost of my power and judgment.

I will reverence my master who taught me the art. Equally with my parents, will I allow him things necessary for his support, and will consider his sons as brothers. I will teach them my art without reward or agreement; and I will impart all my acquirement, instructions, and whatever I know, to my master's children, as to my own; and likewise to all my pupils, who shall bind and tie themselves by a professional oath, but to none else.

With regard to healing the sick, I will devise and order for them the best diet, according to my judgment and means; and I will take care that they suffer no hurt or damage.

Nor shall any man's entreaty prevail upon me to administer poison

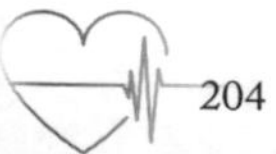

to anyone; neither will I counsel any man to do so. Moreover, I will give no sort of medicine to any pregnant woman, with a view to destroy the child.

Further, I will comport myself and use my knowledge in a godly manner.

I will not cut for the stone, but will commit that affair entirely to the surgeons.

Whatsoever house I may enter, my visit shall be for the convenience and advantage of the patient; and I will willingly refrain from doing any injury or wrong from falsehood, and （in an especial manner） from acts of an amorous nature, whatever may be the rank of those who it may be my duty to cure, whether mistress or servant, bond or free.

Whatever, in the course of my practice, I may see or hear （even when not invited）, whatever I may happen to obtain knowledge of, if it be not proper to repeat it, I will keep sacred and secret within my own breast.

If I faithfully observe this oath, may I thrive and prosper in my fortune and profession, and live in the estimation of posterity; or on breach thereof, may the reverse be my fate！

希臘語原文：

ὄμνυμι Ἀπόλλωνα ἰητρὸν καὶ Ἀσκληπιὸν καὶ Ὑγείαν καὶ Πανάκειαν καὶ θεοὺς πάντας τε καὶπάσας, ἵστορας ποιεύμενος, ἐπιτελέα ποιήσειν κατὰ δύναμιν καὶ κρίσιν ἐμὴν ὅρκον τόνδε καὶσυγγραφὴν τήνδε：

ἡγήσεσθαι μὲν τὸν διδάξαντά με τὴν τέχνην ταύτην ἴσα γενέτῃσιν ἐμοῖς,καὶ βίου κοινώσεσθαι, καὶ χρεῶν χρηΐζοντι μετάδοσιν ποιήσεσθαι, καὶ γένος τὸ ἐξ αὐτοῦἀδελφοῖς ἴσον ἐπικρινεῖν ἄρρεσι, καὶ διδάξειν τὴν τέχνην ταύτην, ἢν χρηΐζωσι μανθάνειν,ἄνευ μισθοῦ καὶ συγγραφῆς, παραγγελίης τε καὶ ἀκροήσιος καὶ τῆς λοίπης ἁπάσης μαθήσιοςμετάδοσιν ποιήσεσθαι υἱοῖς τε ἐμοῖς καὶ τοῖς τοῦ ἐμὲ διδάξαντος, καὶ μαθητῇσισυγγεγραμμένοις τε καὶ ὡρκισμένοις νόμῳ ἰητρικῷ, ἄλλῳ δὲ οὐδενί.

διαιτήμασί τε χρήσομαιἐπ᾽ ὠφελείῃ καμνόντων κατὰ δύναμιν καὶ κρίσιν ἐμήν, ἐπὶ δηλήσει δὲ καὶ ἀδικίῃ εἴρξειν.

οὐδώσω δὲ οὐδὲ φάρμακον οὐδενὶ αἰτηθεὶς θανάσιμον, οὐδὲ ὑφηγήσομαι συμ βουλίηντοιήνδε： ὁμοίως δὲ οὐδὲ γυναικὶ πεσσὸν φθόριον δώσω.

ἁγνῶς δὲ καὶ ὁσίως διατηρήσω βίοντὸν ἐμὸν καὶ τέχνην τὴν ἐμήν.

οὐ τεμέω δὲ οὐδὲ μὴν λιθιῶντας, ἐκχωρήσω δὲ ἐργάτῃσιν ἀνδράσι πρήξιος τῆσδε.

ἐς οἰκίας δὲ ὁκόσας ἂν ἐσίω, ἐσελεύσομαι ἐπ᾽ ὠφελείῃκαμνόντων, ἐκτὸς ἐὼν πάσης ἀδικίης ἑκουσίης καὶ φθορίης, τῆς τε ἄλλης καὶ ἀφροδισίωνἔργων ἐπί τε γυναικείων σωμάτων καὶ ἀνδρῴων, ἐλευθέρων τε καὶ δούλων.

ἃ δ᾽ ἂν ἐνθεραπείῃ ἢ ἴδω ἢ ἀκούσω, ἢ καὶ ἄνευ θεραπείης κατὰ βίον ἀνθρώπων, ἃ μὴ χρή ποτεἐκλαλεῖσθαι ἔξω, σιγήσομαι, ἄρρητα ἡγεύμενος εἶναι τὰ τοιαῦτα.

ὅρκον μὲν οὖν μοι τόνδεἐπιτελέα ποιέοντι, καὶ μὴ συγχέοντι, εἴη ἐπαύρασθαι καὶ βίου καὶ τέχνης δοξαζομένῳ παρὰπᾶσιν ἀνθρώποις ἐς τὸν αἰεὶ χρόνον： παραβαίνοντι δὲ καὶ ἐπιορκέοντι, τἀναντία τούτων.

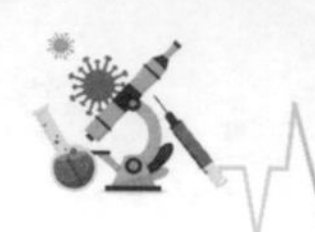

日內瓦宣言：醫生誓詞[1]

中文版本

當我成為醫學界的一員：

我鄭重地保證自己要奉獻一切為人類服務。

我將會給予我的師長應有的尊敬和感謝。

我將會憑著我的良心和尊嚴從事我的職業。

我的病人的健康應是我最先考慮的。

我將尊重所寄託給我的秘密，即使是在病人死去之後。

我將會盡我的全部力量，維護醫學的榮譽和高尚的傳統。

我的同僚將會是我的兄弟姐妹。

我將不容許年齡、疾病或殘疾、信仰、民族、性別、國籍、政見、人種、性取向、社會地位或其他因素的考慮介於我的職責和我的病人之間。

我將會保持對人類生命的最大尊重。

我將不會用我的醫學知識去違反人權和公民自由，即使受到威脅。

我鄭重地做出這些承諾，自主的和以我的人格保證。

---

1 世界醫學協會一九四八年日內瓦大會採用。此版本為 2006 年 5 月，世界醫學學會修訂版本。中文版本資料來源: Retrieved February 20, 2016, from https://zh.wikipedia.org/wiki/%E6%97%A5%E5%85%A7%E7%93%A6%E5%AE%A3%E8%A8%80。英文版本資料來源: WMA Declaration of Geneva. Retrieved May 13, 2018, from https://www.wma.net/wp-content/uploads/2016/11/Decl-of-Geneva-v2006.pdf1/

英文版本

WMA Declaration of Geneva

AT THE TIME OF BEING ADMITTED AS A MEMBER OF THE MEDICAL PROFESSION：

I SOLEMNLY PLEDGE to consecrate my life to the service of humanity;

I WILL GIVE to my teachers the respect and gratitude that is their due;

I WILL PRACTISE my profession with conscience and dignity;

THE HEALTH OF MY PATIENT will be my first consideration;

I WILL RESPECT the secrets that are confided in me, even after the patient has died;

I WILL MAINTAIN by all the means in my power, the honour and the noble traditions of the medical profession;

MY COLLEAGUES will be my sisters and brothers;

I WILL NOT PERMIT considerations of age, disease or disability, creed, ethnic origin, gender, nationality, political affiliation, race, sexual orientation, social standing or any other factor to intervene between my duty and my patient;

I WILL MAINTAIN the utmost respect for human life;

I WILL NOT USE my medical knowledge to violate human rights and civil liberties, even under threat;

I MAKE THESE PROMISES solemnly, freely and upon my honour.

WMA Declaration of Geneva[2] （2017 修正版）

The Physician's Pledge

AS A MEMBER OF THE MEDICAL PROFESSION:

I SOLEMNLY PLEDGE to dedicate my life to the service of humanity;

THE HEALTH AND WELL-BEING OF MY PATIENT will be my first consideration;

I WILL RESPECT the autonomy and dignity of my patient;

I WILL MAINTAIN the utmost respect for human life;

I WILL NOT PERMIT considerations of age, disease or disability, creed, ethnic origin, gender, nationality, political affiliation, race, sexual orientation, social standing or any other factor to intervene between my duty and my patient;

I WILL RESPECT the secrets that are confided in me, even after the patient has died;

I WILL PRACTISE my profession with conscience and dignity and in accordance with good medical practice;

I WILL FOSTER the honour and noble traditions of the medical profession;

I WILL GIVE to my teachers, colleagues, and students the respect

---

[2] 此版本為 2006 年 10 月，世界醫學學會修訂版本。Retrieved May 13, 2018, from https://www.wma.net/policies-post/wma-declaration-of-geneva/。

and gratitude that is their due;

I WILL SHARE my medical knowledge for the benefit of the patient and the advancement of healthcare;

I WILL ATTEND TO my own health, well-being, and abilities in order to provide care of the highest standard;

I WILL NOT USE my medical knowledge to violate human rights and civil liberties, even under threat;

I MAKE THESE PROMISES solemnly, freely, and upon my honour.

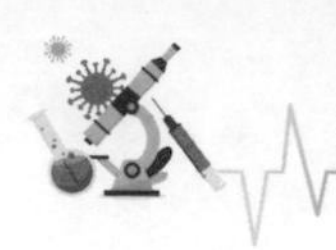

World Medical Association International Code of Medical Ethics[1]

DUTIES OF PHYSICIANS IN GENERAL

A PHYSICIAN SHALL always exercise his/her independent professional judgment and maintain the highest standards of professional conduct.

A PHYSICIAN SHALL respect a competent patient's right to accept or refuse treatment.

A PHYSICIAN SHALL not allow his/her judgment to be influenced by personal profit or unfair discrimination.

A PHYSICIAN SHALL be dedicated to providing competent medical service in full professional and moral independence, with compassion and respect for human dignity.

A PHYSICIAN SHALL deal honestly with patients and colleagues, and report to the appropriate authorities those physicians who practice unethically or incompetently or who engage in fraud or deception.

A PHYSICIAN SHALL not receive any financial benefits or other incentives solely for referring patients or prescribing specific products.

A PHYSICIAN SHALL respect the rights and preferences of patients, colleagues, and other health professionals.

A PHYSICIAN SHALL recognize his/her important role in

---

1 世界醫學會國際醫學倫理法規。一九四九年世界醫學協會採用。此版本為 2006 年 10 月修訂版本。資料來源: Retrieved February 20, 2016 from http://www.wma.net/en/30publications/ 10policies/c8/index.html。

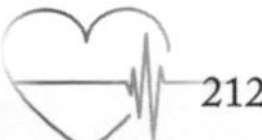

educating the public but should use due caution in divulging discoveries or new techniques or treatment through non-professional channels.

A PHYSICIAN SHALL certify only that which he/she has personally verified.

A PHYSICIAN SHALL strive to use health care resources in the best way to benefit patients and their community.

A PHYSICIAN SHALL seek appropriate care and attention if he/she suffers from mental or physical illness.

A PHYSICIAN SHALL respect the local and national codes of ethics.

DUTIES OF PHYSICIANS TO PATIENTS

A PHYSICIAN SHALL always bear in mind the obligation to respect human life.

A PHYSICIAN SHALL act in the patient's best interest when providing medical care.

A PHYSICIAN SHALL owe his/her patients complete loyalty and all the scientific resources available to him/her. Whenever an examination or treatment is beyond the physician's capacity, he/she should consult with or refer to another physician who has the necessary ability.

A PHYSICIAN SHALL respect a patient's right to confidentiality. It is ethical to disclose confidential information when the patient consents to it or when there is a real and imminent threat of harm to the patient or to others and this threat can be only removed by a breach of

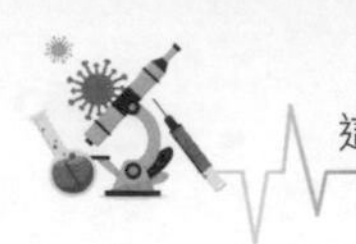

confidentiality.

A PHYSICIAN SHALL give emergency care as a humanitarian duty unless he/she is assured that others are willing and able to give such care.

A PHYSICIAN SHALL in situations when he/she is acting for a third party, ensure that the patient has full knowledge of that situation.

A PHYSICIAN SHALL not enter into a sexual relationship with his/her current patient or into any other abusive or exploitative relationship.

DUTIES OF PHYSICIANS TO COLLEAGUES

A PHYSICIAN SHALL behave towards colleagues as he/she would have them behave towards him/her.

A PHYSICIAN SHALL NOT undermine the patient-physician relationship of colleagues in order to attract patients.

A PHYSICIAN SHALL when medically necessary, communicate with colleagues who are involved in the care of the same patient. This communication should respect patient confidentiality and be confined to necessary information.

南丁格爾誓詞[1]

中文版本

餘謹以至誠，
於上帝及會眾面前宣誓：
終身純潔，忠貞職守。
勿為有損之事，
勿取服或故用有害之藥。
盡力提高護理之標準，
慎守病人傢務及秘密。
竭誠協助醫生之診治，
務謀病者之福利。

謹誓

[1] 中文版本資料來源: from https://fonursing.kmu.edu.tw。
英文 1893 & 1935 年版本資料來源: The Truth About Nursing（organization）; from http://www.truthaboutnursing.org/press/pioneers/nightingale_pledge.html。
現行第三版: Maryland Licensed practical Nurses Association, Inc., from http://www.mlpna.us/id10.html。 Retrieved May 12, 2018。

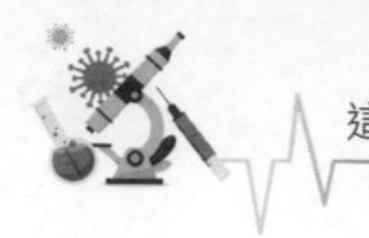

英文版本

Nightingale Pledge （原版；1893 年版本）

I solemnly pledge myself before God and in the presence of this assembly to pass my life in purity and to practise my profession faithfully.

I shall abstain from whatever is deleterious and mischievous, and shall not take or knowingly administer any harmful drug.

I shall do all in my power to maintain and elevate the standard of my profession and will hold in confidence all personal matters committed to my keeping and all family affairs coming to my knowledge in the practice of my calling.

I shall be loyal to my work and devoted towards the welfare of those committed to my care.

Nightingale Pledge （1935 年版本）

I solemnly pledge myself before God and in the presence of this assembly to pass my life in purity and to practise my profession faithfully.

I will abstain from whatever is deleterious and mischievous, and will not take or knowingly administer any harmful drug.

I will do all in my power to maintain and elevate the standard of my profession and will hold in confidence all personal matters committed to my keeping and all family affairs coming to my knowledge in the practice of my calling.

With loyalty will I aid the physician in his work, and as a missioner of health, I will dedicate myself to devoted service for human welfare.

Practical Nurse Pledge（現行第三版）

Before God and those assembled here, I solemnly pledge;

To adhere to the code of ethics of the nursing profession;

To co-operate faithfully with the other members of the nursing team and to carryout [sic] faithfully and to the best of my ability the instructions of the physician or the nurse who may be assigned to supervise my work;

I will not do anything evil or malicious and I will not knowingly give any harmful drug or assist in malpractice.

I will not reveal any confidential information that may come to my knowledge in the course of my work.

And I pledge myself to do all in my power to raise the standards and prestige of the practical nursing;

May my life be devoted to service and to the high ideals of the nursing profession.

國家圖書館出版品預行編目（CIP）資料

這「疫」片被壟罩的天空 ： 敘事醫學閱讀反思與寫作/王雅慧編著. -- 臺中市 ： 王雅慧, 2021.11

面 ； 公分. --（醫學人文叢書系列 ; 8)

ISBN 978-957-43-9451-7(平裝)

1.醫學教育 2.醫病關係 3.文集

410.3 110017660

這「疫」片被壟罩的天空：敘事醫學閱讀反思與寫作

編著者／王雅慧

出版／王雅慧

代理經銷／白象文化事業有限公司

地址／401 台中市東區和平街 228 巷 44 號

電話／(04)2220-8589 傳真：(04)2220-8505

出版年月／2021 年 11 月

ISBN／978-957-43-9451-7(平裝)

定價／NT$280